临床护理思维与实践

陈秀琍　王　莉　王冬芮
谢幸尔　陈　燕　李秀珍　　主编

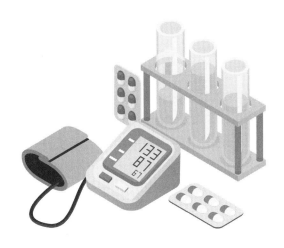

广西科学技术出版社
·南宁·

图书在版编目（CIP）数据

临床护理思维与实践 / 陈秀琍等主编 . -- 南宁：广西科学技术出版社，2024. 6. -- ISBN 978-7-5551-2263-0

Ⅰ . R47

中国国家版本馆 CIP 数据核字第 20247A02X7 号

LINCHUANG HULI SIWEI YU SHIJIAN

临床护理思维与实践

陈秀琍　王　莉　王冬芮　谢幸尔　陈　燕　李秀珍　主编

责任编辑：李　媛　　　　　　　　　装帧设计：梁　良
责任印制：陆　弟　　　　　　　　　责任校对：吴书丽

出 版 人：梁　志　　　　　　　　　出版发行：广西科学技术出版社
社　　址：广西南宁市东葛路 66 号　　邮政编码：530023
网　　址：http://www.gxkjs.com
印　　刷：广西民族印刷包装集团有限公司

开　　本：787 mm × 1092 mm　　1/16
字　　数：195 千字　　　　　　　　印　　张：10.5
版　　次：2024 年 6 月第 1 版　　　　印　　次：2024 年 6 月第 1 次印刷
书　　号：ISBN 978-7-5551-2263-0
定　　价：98.00 元

《临床护理思维与实践》
编委会

主　编　陈秀珝　王　莉　王冬芮　谢幸尔　陈　燕　李秀珍
副主编　杨　柳　庄小华　温　祺　陈　满　王幼琳　王　媛
　　　　石远远　赖燕瑞　黄晓荣　伦桂莲　杨　丹
编　委　（以姓氏笔画为序）

王　莉　四川省自贡市第一人民医院
王　媛　四川省成都市妇女儿童中心医院
王冬芮　天津医科大学总医院
王幼琳　天津医科大学总医院
石远远　湖北省十堰市太和医院
伦桂莲　广东省中西医结合医院
庄小华　广东省佛山复星禅诚医院
李秀珍　江苏省南京市高淳人民医院
杨　丹　四川省宜宾市第二人民医院
杨　柳　江苏省扬州市中医院
杨依婷　四川省绵阳市中心医院
肖红丽　四川省凉山州会理市人民医院
张晓静　山西医科大学第一医院
陈　满　广西壮族自治区贺州广济医院
陈　燕　江苏省徐州市妇幼保健院
陈秀珝　江西省南昌市第一医院
唐小琼　重庆市梁平区人民医院
黄晓荣　青海省格尔木市第二人民医院
曾　珍　四川省成都市龙泉驿区第一人民医院
温　祺　内蒙古自治区呼和浩特市第二医院
谢幸尔　江苏省南通市第三人民医院
赖燕瑞　广东省化州市人民医院

前　言

　　护理工作是卫生健康事业的重要组成部分，直接服务于人民群众生命安全和身心健康，始终贯穿人的生老病死全过程，在预防疾病、协助诊疗、促进康复、减轻痛苦等方面发挥着重要作用，对稳增长、促改革、调结构、惠民生，决胜全面建成小康社会具有重要意义。随着现代医学和精准医疗的发展，护理工作需要不断向更宽、更精细的领域发展，并需在预防疾病、促进患者康复、减轻患者痛苦等方面发挥更积极的作用。临床疾病护理常规是指导临床护理工作的规范，是护理人员护理患者的技术内容和标准。

　　当前，我国大部分医院存在护理人员年轻化、经验不足、知识面不广等问题，为了帮助护理人员在短时间内掌握临床护理技术操作和常见疾病的基础知识，适应新技术、新治疗方法的需要，满足广大患者不同层次的健康需求，提高护理人员在临床护理工作中解决实际问题的能力，编委特编写了此书。

　　本书从临床护理实际出发，兼顾科学性、指导性、可操作性，呈现一个全面且系统的护理理论体系。书中重点阐述内科和外科常见病、多发病的临床护理应用，对护理学基础、护理技能、护理临床实践、护理伦理与法律、护患沟通、护理教育等方面的内容进行深入浅出的阐述，为读者提供系统、深入了解护理学知识的途径，有助于提高护理人员的护理思维和护理技能。本书不仅可满足各科室医护人员的临床护理理论与实践需求，也可作为医学院校相关专业教学参考用书。

　　由于医疗技术不断发展，临床护理技术日新月异，加之作者水平和经验有限，故书中难免存在疏漏或不足之处，恳请广大读者及医务工作者批评指正。

编　者

2024 年 6 月

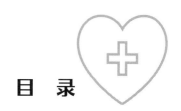

目 录

第一章 护理学基础

第一节 护理学的基本概念、任务和目标

一、护理学的基本概念

护理学包括四个核心概念：人、环境、健康和护理。四个概念之间相互关联、相互作用，人是护理服务的对象，健康是护理工作的核心，人类赖以生存的环境又时刻影响着人类的健康。只有把人、健康、环境和护理看成一个整体系统，才能探索出护理学的发展规律。对这四个概念的认识直接影响对护理学内涵的理解。

（一）人

护理的对象是人，对人的认识是护理理论、护理实践的核心和基础。护理的对象是全人类。实际上，护理对象的"人"不只是"生物的人"，更是生理、心理、社会、文化的统一体，其中任何一个因素出现异常，都会对"人"这个整体产生影响。人与周围环境不断进行着物质、能量、信息的交换，保持机体内环境的稳定和平衡，以适应外环境的变化。所以说，人不仅是一个整体，还是一个开放的整体。为了生存、成长和发展，不同年龄段的人具有不同层次的基本需要。如果这些需要得不到满足，人就会因为内、外环境的失衡而产生疾病。护理的功能就是通过帮助护理对象满足基本需要，来帮助个人调节内环境，去适应外环境的变化，以获得或维持身心的平衡——健康。每个人都有责任努力追求恢复、维持和促进自身良好的健康状态，护理人员应充分调动人的主观能动性，使其积极参与维护健康的全过程，这对预防疾病、促进健康十分重要。

（二）环境

环境是指与人类和一切生命活动有着密切关系的各种因素的总和，包括内环境和外环境。内环境是指人的生理、心理、思想、思维等方面。外环境包括自然环境和社会环境，自然环境指水、空气、食物和土壤等自然因素；社会环境指生活方式、文化、人际关系、宗教信仰等方面。人类的一切活动都离不开环境，并

且时刻与环境相互作用、相互依存，不断地进行着物质、能量和信息的交换。为人类创造适于生活、休息的良好环境，这对维持健康、减少疾病发生具有重大意义。

（三）健康

随着人类文明的发展和社会的进步，健康的概念发生了很大变化。在古代，人们把疾病看成是鬼神的附体，或者将疾病看成是自身与日、月、星辰之相应所致。中世纪时，人们认为疾病是上帝对人的惩罚，健康是上帝对人的恩赐。近现代以来，随着科学技术的快速发展，人类开始从解剖学和生理学的角度看待健康与疾病。健康和疾病既是一组相对的概念，又无法区分开，应该把健康和疾病看成是一个连续统一体，健康在一端，疾病在另一端。任何生物都要经历健康、疾病、衰老、死去的过程。每个人的健康状况都处在这个连续统一体的某一点上，而且时刻都在变化着。人类的健康受生理、心理、精神、感情、社会文化、环境等多种因素的影响。因此，1948年世界卫生组织（World Health Organization，WHO）将健康定义为："健康不仅是没有疾病或虚弱状态，而且是一种在身体、心理和社会适应方面都处于完全良好的状态。"每个人对健康和疾病都可能有自己的理解和定义，它受文化程度、宗教信仰、个人的健康和疾病经历等方面的影响。护理人员应加深对健康的认识，以促进人类健康，减少疾病。

（四）护理

护理是护士与患者之间互动的过程，是科学、艺术和人道主义的结合。护理活动是有目的、有组织、有创造性的活动，具有严格的程序。不同的护理学家从不同的角度给护理下了定义。

1859年，护理学鼻祖南丁格尔指出："护理的独特功能在于协助患者置身于自然而良好的环境下，恢复身心健康。"1885年，她又指出："护理的主要功能在于维护人们良好的状态，协助他们免于疾病，达到他们最高可能的健康水平。"

1966年，美国著名护理理论家韩德森认为："护理的独特功能是协助患病的人或健康的人，实施有利于健康、健康恢复或安详死亡等活动。这些活动在个人拥有体力、意愿和知识时，是可以独立完成的，护理也就是协助个人尽早不必依靠他人来执行这些活动。"著名护理理论家奥伦说："护理是对人类的服务，是帮助人的一种方式，包含几个核心因素：服务性、艺术性、精湛性、知识性和技术性。"另一位护理理论家罗伊指出："护理就是通过控制各种内、外部环境因素，促进人在健康和疾病状态下对生理功能、自我概念、角色功能和相互依赖四个方面的适应。"

1970 年，美国护理学家罗吉斯提出："护理是一种人文方面的艺术和科学，它直接服务于整体的人。护理要适应、支持或改革人的生命过程，促进个体适应内、外环境，使人的生命潜能得到发挥。"我国著名护理专家王琇瑛认为："护理是保护人民健康，预防疾病，护理患者恢复健康的一门科学。"

1980 年，美国护士学会将护理定义为"护理是诊断和处理人类对现存的和潜在的健康问题的反应"。

上述护理概念从不同角度阐述了护理的内容和范围，总之，护理就是满足患者的各种需要，增强患者的应对能力及适应能力，增进健康，预防疾病。

二、护理学的任务和目标

在护理学科不断发展和护理理念不断变化的基础上，护理学的目标和任务发生了巨大变化。

1978 年，WHO 指出，"护士作为护理的专业工作者，其唯一的任务就是帮助患者恢复健康，帮助健康的人促进健康"，并提出在健康与疾病的五个阶段中护理人员应该提供的护理服务。①健康维持阶段：帮助个体尽可能达到并维持最佳健康状态。②疾病易感阶段：保护个体，预防疾病的发生。③早期检查阶段：尽早识别处于疾病早期的个体，尽快诊断和治疗，避免和减轻痛苦。④临床疾病阶段：帮助处于疾病中的个体解除痛苦和战胜疾病，对于濒死者则给予必要的安慰和支持。⑤疾病恢复阶段：帮助个体从疾病中康复，减少残疾的发生，或帮助残疾者使其部分器官的功能得以充分发挥，把残疾损害降到最低限度，达到应有的健康水平。

护理的目标是在尊重人的需要和权利的基础上，以人为中心，提高人的生命质量，维持和促进个人高水平的健康。护理的最高目标是面向家庭、面向社区、面向社会，提供全面、系统、整体的身心护理。

第二节　护理学的内容与范畴

护理学属于生命科学的范畴，包括理论和实践两大方面。

一、护理学的理论范畴

（一）护理学的研究对象

随着护理学的发展，其研究对象由患者扩展到健康的人，由人的生理方面扩展到人的心理、社会、精神、文化等各个方面（即整体的人），由个体健康发展到群体健康（家庭、社区、社会）。可以说，护理学研究的对象是全体人类。

（二）护理学与社会发展的关系

护理学的发展与社会发展相辅相成，社会的发展对护理学的发展提出了更高的要求，促进了护理学科的发展。与此同时，护理学的发展对促进社会发展具有一定的作用和价值。如人口老龄化、高血压等慢性疾病的增多间接推动了社区护理的发展，而健康教育技巧、有效沟通能力等已经成为护士的基本技能，同时网络信息提高了护理工作效率。

（三）护理交叉学科和分支学科

护理学与自然科学、社会科学、人文科学等多种学科相互渗透，形成了一些综合型、边缘型的交叉学科和分支学科。如护理礼仪与美学、护理心理学、护理伦理学、精神科护理学、中医护理学、社区护理学、临床营养学等，扩大了护理学科的范围。

二、护理学的实践范畴

（一）临床护理

临床护理包括基础护理和专科护理两方面。

（1）基础护理是专科护理的基础，以护理学的"三基"（即基本理论、基本知识、基本技能）为基础，结合患者的生理、心理特点和治疗康复需求，满足患者的基本需要，如提供舒适的环境、病情观察、给药护理、膳食护理、排泄护理、无菌技术等。

（2）专科护理结合临床各专科患者的特点及诊疗要求，形成了较为完善的各科护理常规，如高血压护理常规、气管炎护理常规、胃溃疡护理常规等。目前各专科护理正日趋精细化，如成立了显微外科护理、器官移植护理、重症监护护理等专科。

（二）护理管理

近年来，现代管理学与护理学交叉、融合，促进了护理管理的迅猛发展。无论是护理管理者，还是各科临床护士，都需要有现代管理的知识和能力，科学地管理护理工作中的人、财、物、时间、信息等，提高护理工作的效率和效果。

（三）护理教育

护理教育的目标是培养合格的护理实践者，以保证护理专业适应未来发展的需要。护理教育一般分为基础护理教育、毕业后护理教育和继续护理教育三大类。基础护理教育包括中专教育、大专教育和本科教育，毕业后护理教育指岗位培训和研究生教育。继续护理教育是对从事实际工作的护理人员提供学习新理论、新知识、新技术、新方法的终身性在职教育。

（四）护理研究

护理人员有责任通过观察、科学实验、调查分析等科学研究的方法改进护理工作，推动护理学的发展。

（五）社区护理

社区护理的对象是一定范围内的居民和社会群体，具体包括老年护理、婴幼儿护理、妇女健康指导、吸烟者的戒烟指导、慢性疾病护理及高危人群的预防保健等。通过运用临床护理的理论知识和技能，结合社区的特点，改变社区居民对健康的态度，帮助个体建立健康的生活方式，提高社区居民的健康水平。

第二章 常见护理技术操作

第一节 氧气雾化吸入护理操作

临床上雾化吸入的方法主要有三种：氧气雾化吸入法、超声雾化吸入法、空气压缩雾化吸入法。本节介绍氧气雾化吸入法。

一、操作目的

（1）治疗鼻部、喉部炎症，减轻水肿。

（2）气管切开者，稀释痰液，保持呼吸道通畅。

（3）解除支气管痉挛，使气道通畅，改善通气。

二、操作技术流程

（一）评估患者

了解患者病情及其合作程度。

（二）操作前准备

（1）环境准备：病室环境清洁，光线适宜。

（2）操作者准备：洗手，戴口罩。

（3）用物准备：治疗车、氧气装置、雾化装置（口含嘴或者面罩）、注射器、雾化药物、快速手部消毒液。

（三）操作过程

（1）携带用品至患者身旁，核对其姓名后，向患者讲解雾化吸入的目的、操作方法、注意事项、药物作用及不良反应等。

（2）患者取坐位、半坐卧位或卧位。

（3）安装雾化用氧气装置。

（4）连接雾化器与氧气装置，用注射器抽吸药液并置于雾化装置内，药量范围为 5～8 mL。

（5）打开氧气装置，氧流量 4 ~ 5 L/min；管路出雾后，将口含嘴或面罩置于需要雾化吸入部位，嘱患者深呼吸。

（6）雾化 15 ~ 20 min 后，取下口含嘴或面罩，关闭氧气开关，协助患者用漱口水漱口、进行面部清洁，观察患者呼吸、咳嗽状况及痰液性状，并询问其有无不适。

（7）用快速手部消毒液消毒双手后，记录雾化时间，收拾器具推车回治疗室。

（四）操作后处理

（1）整理用物：口含嘴或面罩用清水冲洗后，擦干备用；氧气装置重新消毒后备用；注射器、药物安瓿按要求处理。

（2）洗手。

三、注意事项

（1）雾化药液的量应控制在 5 ~ 8 mL。若药量过多，会影响管路出雾情况；若药量过少，则不能满足雾化吸入的时间。

（2）雾化装置的要求：雾化装置为一次性物品，每人一套，不可混用，以免引起交叉感染。

第二节　氧疗法护理操作

一、操作目的

提高动脉血氧分压和动脉血氧饱和度，增加动脉血氧含量，纠正各种因素导致的缺氧状态，促进组织的新陈代谢，维持机体正常生命活动。

二、操作方法选择

根据呼吸衰竭的类型及缺氧的严重程度，选择给氧方法和吸入氧浓度。Ⅰ型呼吸衰竭：PaO_2 在 50 ~ 60 mmHg，$PaCO_2 < 50$ mmHg，应给予中流量（2 ~ 4 L/min）吸氧，吸入氧浓度（> 35%）。Ⅱ型呼吸衰竭：PaO_2 在 40 ~ 50 mmHg，$PaCO_2$ 正常，间断给予高流量（4 ~ 6 L/min）高浓度（> 50%）吸氧。若 $PaO_2 > 70$ mmHg，应逐渐降低吸氧浓度，防止长期吸入高浓度氧引起氧中毒。

供氧装置：分氧气筒和管道氧气装置两种。给氧方法：分鼻导管给氧、氧气面罩给氧及高压给氧。

氧气面罩给氧适用于长期使用氧气、严重缺氧、神志不清、病情较重者，氧气面罩吸入氧浓度最高可达90%。但由于气流及无法及时喝水，常会造成口腔干燥、沟通受限等问题，而双侧鼻导管给氧则没有这些问题。鼻导管给氧方法又分为单侧鼻导管给氧法和双侧鼻导管给氧法。

吸氧方式的选择：严重缺氧但无二氧化碳潴留者，宜采用氧气面罩给氧（吸入氧浓度最高可达90%）；缺氧伴有二氧化碳潴留者，可用双侧鼻导管给氧法。

三、操作准备

（一）用物准备

（1）治疗盘外：氧气装置一套，包括氧气筒（或管道氧气装置）、氧气流量表装置，扳手、用氧记录单、笔、安全别针。

（2）治疗盘内：橡胶管、湿化瓶、无菌容器（内盛一次性双侧鼻导管或一次性吸氧面罩）、消毒玻璃接管、无菌持物镊、无菌纱布缸、治疗碗（内盛蒸馏水）、弯盘、棉签、胶布、松节油。

（3）氧气筒：氧气筒顶部有一总开关，控制氧气的进出。氧气筒颈部的侧面，有一气门与氧气表相连，是氧气自氧气瓶中输出的途径。

（4）氧气流量表装置：由压力表、减压阀、安全阀、流量表和湿化瓶组成。压力表测量氧气筒内的压力。减压阀是一种自动弹簧装置，将氧气筒流出的氧压力减至 $2 \sim 3 \, kg/cm^2$（$0.2 \sim 0.3$ MPa），使流量平稳安全。当氧流量过大、压力过高时，安全阀内部活塞自行上推，将过多的氧气从四周小孔排出，确保仪器安全。流量表用于测量每分钟氧气的流量，由流量表内浮标上端平面所指的刻度，可知氧气每分钟的流出量。湿化瓶内盛 $1/3 \sim 1/2$ 的蒸馏水、凉开水或 $20\% \sim 30\%$ 酒精（急性肺水肿患者吸氧时用，可降低肺泡内泡沫的表面张力，使泡沫破裂，扩大气体和肺泡壁接触面积，使气体易于弥散，改善气体交换功能），通气管浸入水中，湿化瓶出口与鼻导管或面罩相连，湿化氧气。

（5）装表：把氧气筒放在氧气架上，打开总开关，放出少量氧气，快速关上总开关，此为吹尘（防止氧气瓶上灰尘被吹入氧气表内）。然后将氧气表向后稍微倾斜置于气阀上，用手初步旋紧固定，再用扳手旋紧螺帽，使氧气表立于氧气筒旁，按湿化瓶，打开氧气，检查氧气装置是否漏气、氧气输出是否通畅后，关闭流量表开关，推至病床旁备用。

（二）患者、护理人员及环境准备

（1）告知患者吸氧的目的、方法、注意事项及配合要点，协助患者取舒适体位、调整情绪。

（2）护理人员衣帽整齐，修剪指甲，洗手，戴口罩。

（3）环境安静、整洁，光线、温湿度适宜，远离火源。

四、操作步骤

（1）携带用物至病床旁，再次核对患者身份信息。

（2）用湿棉签清洁患者双侧鼻腔，清除鼻腔分泌物。

（3）连接鼻导管及湿化瓶的出口。根据病情调节氧流量，轻度缺氧者 1～2 L/min，中度缺氧者 2～4 L/min，重度缺氧者 4～6 L/min。

（4）将鼻导管插入患者双侧鼻腔约 1 cm，鼻导管环绕患者耳部向下放置，动作要轻柔，避免损伤黏膜，根据情况调节长度。

（5）停止用氧时，首先取下鼻导管（避免误操作引起肺组织损伤），安置患者于舒适体位。

（6）关流量表开关；关氧气筒总阀；再开流量表开关，放出余气，再关流量表开关（中心供氧装置，取下鼻导管后，直接关闭流量表开关）。

（7）处理用物，预防交叉感染。

（8）记录停止用氧时间及效果。

五、注意事项

（1）用氧时认真做好四防：防火、防震、防热、防油。

（2）禁止用沾着油的手进行操作，氧气筒和螺旋口禁止上油。

（3）氧气筒内的氧气不能用完，压力表指针应大于 0.5 MPa。

（4）防止灰尘进入氧气瓶，避免充氧时引起爆炸。

（5）长期、高浓度吸氧者，观察其有无胸骨后灼热感、干咳、恶心、呕吐、烦躁及进行性呼吸困难加重等氧中毒症状。

（6）长期吸氧者，吸氧浓度应低于 40%。吸氧浓度与氧流量的关系：吸氧浓度（%）=21 + 4× 氧流量（L/min）。

第三节　冷热疗法护理操作

一、温水擦浴

（一）操作目的

温水擦浴可帮助体温在 39.5 ℃以上，伴有寒战、四肢末梢厥冷的患者，减少血管收缩，水分迅速蒸发带走机体大量的热能，散热效果快而强。

（二）操作准备

1. 用物准备

（1）治疗盘内：浴巾 1 条、小毛巾 2 条、手套 1 副、热水袋（内装 60 ～ 70 ℃热水）及套、冰袋（内装 1/2 满冰袋）及套或冰槽。

（2）治疗盘外：温水擦浴盆内盛 32 ～ 34 ℃温水，2/3 满，必要时备衣裤。冰块、帆布袋、木槌、盆、冷水、毛巾、勺、水桶、肛表、海绵。冰槽降温时备不脱脂棉球及凡士林纱布。

2. 患者、护理人员及环境准备

（1）向患者及家属解释温水擦浴的目的、操作过程等相关知识，取得患者的配合。

（2）患者根据病情取适宜卧位，必要时排尿。

（3）护理人员衣着整洁，修剪指甲，洗手，戴口罩。

（4）环境安静、安全、整洁、舒适，光线、温湿度适宜，关闭门窗，必要时备屏风。

（三）评估要点

（1）评估患者年龄、病情、体温、意识状况、语言表达能力、治疗情况、活动能力和合作程度。

（2）观察患者局部皮肤状况，如皮肤颜色、温度、完整性，有无感觉障碍、对冷热的敏感度等。

（四）操作步骤

（1）确认患者了解病情，解除患者紧张情绪，使患者有安全感。

（2）关闭门窗，预防患者受凉。

（3）松开床尾盖被，协助患者脱去上衣，必要时用屏风遮挡，保护患者隐私。

（4）冰袋或冰帽置于患者头部，热水袋置于患者足底。冰袋或冰帽置头部，有利于降温并防止头部充血，预防脑水肿发生，并减轻患者不适感；热水袋置于足底，能促进足底血管扩张。

（5）将浴巾垫于要擦拭部位下方，小毛巾放入温水中浸湿后，拧至半干，包裹于手上成手套状，以离心方式擦拭，擦拭完毕，用大毛巾擦干皮肤。浴巾垫于要擦拭的部位下方，防止浸湿，保护床单位。如为隔离患者，按隔离原则进行操作。

（6）患者取仰卧位脱去上衣，擦拭双上肢，顺序为：颈外侧、上臂外侧、手背、腋窝、上臂内侧、手心。

（7）患者取仰卧位，擦拭腰背部，顺序为：颈下肩部、背部、臀部，擦拭完毕，穿好衣服。在体表大血管分布密集部位（颈部、腋窝、肘窝、手心、腹股沟、腘窝）适当延长擦拭时间，以促进散热，增强疗效。严禁在胸前区、腹部、后颈、足底部擦浴。

（8）患者取仰卧位，脱去裤子，擦拭双下肢，顺序为：髂骨、大腿外侧、内踝、臀部、大腿后侧、腘窝、足跟，擦拭完毕，穿好裤子。擦拭时间一般控制在20 min 内。

（9）取出热水袋，密切观察患者生命体征。

（10）擦浴 30 min 后测试体温，体温降至 39 ℃以下时，取出头部冰袋。

（11）协助患者取舒适体位，整理床单位。

（12）处理用物，清洁消毒后备用。

（13）洗手，记录。体温单上显示物理降温。

二、干热疗法

（一）操作目的

帮助患者提升体温，提高舒适度，缓解痉挛，减轻疼痛。

（二）操作准备

1.用物准备

（1）治疗盘内：毛巾 2 条、手套 1 副、热水袋及一次性布套。

（2）治疗盘外：盛水容器、热水。

2. 患者、护理人员及环境准备

（1）向患者及其家属解释温水擦浴的目的、操作过程等相关知识，取得患者的配合。

（2）患者根据病情取适宜卧位，必要时排尿。

（3）护理人员衣着整洁，修剪指甲，洗手，戴口罩。

（4）环境安静、安全、整洁、舒适，光线、温湿度适宜，关闭门窗，必要时备屏风。

（三）评估要点

（1）评估患者年龄、病情、体温、意识状况、语言表达能力、治疗情况、活动能力和合作程度。

（2）观察局部皮肤状况，如皮肤颜色、温度、完整性、有无感觉障碍、对冷热的敏感度等。

（四）操作步骤

（1）确认患者身份，了解病情，解除患者紧张情绪，给予患者安全感。关闭门窗，以防患者受凉。

（2）调配水温，成人患者水温一般 60～70 ℃，昏迷、感觉迟钝者、老人、婴幼儿、循环衰竭患者水温应控制在 50 ℃以下；灌水量应为热水袋容量的 1/2～2/3，灌水过多，可使热水袋膨胀变硬、柔软舒适感下降，且与皮肤接触面积减少，热效应减小，疗效降低。

（3）排出袋内空气并拧紧塞子，防止影响热传导。用毛巾擦干热水袋，倒置，检查热水袋有无破损、漏水。

（4）将热水袋装入一次性布套内。必要时，一次性布套外再用毛巾包裹，避免热水袋与患者皮肤直接接触发生烫伤。

（5）协助患者取舒适体位，暴露用热部位，必要时用屏风遮挡，将热水袋放在其用热部位。

（6）观察患者用热部位效果及反应（如有异常立即停止热疗），30 min 后，撤去热水袋（如为保温，可持续，但应及时更换热水，水温不超过 50 ℃）。倒空热水，倒挂水袋晾干，吹入少量空气防止粘连，夹紧塞子，热水袋送洗消毒备用。

三、湿热疗法

（一）操作目的

热湿敷可促进血液循环，消炎，消肿，止痛。

（二）操作准备

1. 用物准备

（1）治疗盘内：一次性橡胶单、治疗巾、棉签、防水巾、棉垫、大于患处面积的敷布数块、长镊子2把、纱布数块、凡士林及开放性伤口所需换药物品。

（2）治疗盘外：水温计、盛有热水的容器及加热器。

2. 患者、护理人员及环境准备

（1）向患者及其家属解释温水擦浴的目的、操作过程等相关知识，取得患者的配合。

（2）患者根据病情取适宜卧位，必要时排尿。

（3）护理人员衣着整洁，修剪指甲，洗手，戴口罩。

（4）环境安静、安全、整洁、舒适。光线、温湿度适宜，关闭门窗，必要时备屏风。

（三）评估要点

（1）评估患者年龄、病情、体温、意识状况、语言表达能力、治疗情况、活动能力和合作程度。

（2）观察患者局部皮肤状况，如皮肤颜色、温度、完整性，有无感觉障碍，对冷热的敏感度等。

（四）操作步骤

（1）协助患者取舒适体位，暴露患处时屏风遮挡，以保护患者隐私；凡士林涂于受敷部位，上盖一层纱布，受敷部位下方垫橡胶单和治疗巾。

（2）将敷布置于水温为 50 ～ 60 ℃ 的热水中浸透，用长镊子夹出拧至半干，以不滴水为度抖开。打开敷布，折叠后放于患处，上盖防水巾及棉垫。

（3）根据环境温度每 3 ～ 5 min 更换一次敷布，一次持续 15 ～ 20 min，维持敷布温度。可用热源加热盆内水或及时调换盆内热水，维持水温，患者感觉过热

时可掀起一角散热。

（4）观察患者局部皮肤情况，全身反应，如有异常立即停止热湿敷。

（5）热湿敷结束后，撤去敷布和纱布，擦去凡士林，干毛巾擦干皮肤；撤去一次性橡胶单和治疗巾。

第四节　床上擦浴护理操作

一、操作目的

擦浴护理可去除皮肤污垢，消除令人不快的身体异味，保持皮肤清洁，促进患者机体放松，增进患者舒适度及活动度，防止肌肉挛缩和关节僵硬等并发症；刺激皮肤的血液循环，增强皮肤的排泄功能，防止皮肤感染和压疮的发生。适用于病情较重、长期卧床、使用石膏牵引以及生活不能自理的患者。皮肤覆盖于人体表面，是身体最大的器官。完整的皮肤还具有保护机体、调节体温、吸收、分泌、排泄及感觉等功能，是抵御外界有害物质入侵的第一道屏障。皮肤的新陈代谢迅速，其代谢产物如皮脂、汗液及表皮碎屑等能与外界细菌及尘埃结合成污垢，黏附于皮肤表面；如不及时清除，可刺激皮肤，降低皮肤的抵抗力，以致破坏其屏障作用，成为细菌入侵的门户，造成各种感染。因此，清洁与护理皮肤有助于维持机体的完整性，给机体带来舒适感，可预防感染发生，防止压疮及其他并发症。

二、操作准备

（一）用物准备

（1）治疗盘内：浴巾、毛巾各2条，沐浴液或浴皂、小剪刀、梳子、50%乙醇、护肤用品（爽身粉、润肤剂）、一次性油布1条，手套。

（2）治疗盘外：面盆2个，水桶2个（一桶内盛50～52 ℃的温水，并按患者年龄、生活习惯、天气情况等调节水温；另一桶接盛污水用），清洁被服，另备便盆、便盆巾和屏风。

（二）患者、护理人员及环境准备

（1）指导患者了解床上擦浴的目的、方法、注意事项及配合要点；根据需要协助患者使用便器排便，避免温水擦洗引起患者的排尿和排便反射，调整患者情绪，指导或协助患者取舒适体位。

（2）护理人员应衣帽整齐，修剪指甲，洗手，戴口罩。

（3）环境安静、整洁，关闭门窗，室温控制在 22 ~ 26 ℃，必要时备屏风。

三、评估要点

（1）评估患者病情、治疗情况、意识、心理状态、卫生习惯及合作度。

（2）评估患者皮肤情况，有无感染、破损及其他皮肤相关并发症；同时评估患者的肢体活动度、自理能力。

（3）向患者解释床上擦浴的目的、方法、注意事项及配合要点。

四、操作步骤

（1）根据医嘱，确认患者信息，了解病情。

（2）向患者解释说明操作目的、过程及方法。缓解患者紧张情绪，使患者有安全感，取得合作。

（3）拉布幔或屏风遮挡患者，预防受凉并保护患者隐私，使患者身心放松。

（4）面盆内倒入 50 ~ 52 ℃温水至约 2/3 处，或根据患者的生活习惯调节水温。

（5）根据病情摇平床头及床尾支架，松开床尾盖被，放平靠近操作者的床挡，将患者身体移向床沿，使其尽量靠近护理者，确保患者舒适，利用人体力学的原理，减少操作过程中机体的伸展，缓解肌肉紧张，降低疲劳度。

（6）戴手套，托起头颈部，将浴巾铺在枕头上，另一浴巾放在患者胸前（每擦一处均应在其下面铺浴巾，保护床单，并用浴毯遮盖好擦洗周围的暴露部位），防止枕头和被褥弄湿。

（7）毛巾放入温水中浸透，拧至半干叠成手套状，包在护理者手上，用毛巾不同面进行操作。先擦患者眼部，按由内眦到外眦依次擦干眼部，再用较干的毛巾擦洗一遍。毛巾折叠能提高擦洗效果，同时保持毛巾的温度。

（8）操作者轻轻固定患者头部，用洗面奶或香皂（根据患者习惯选择），依次擦洗患者额部、鼻翼、颊部、耳郭、耳后直至额下、颈部，再用清水擦洗，然后再用较干的毛巾擦洗一遍。褶皱部（如额下、颈部、耳郭、耳后）应重复擦洗。

（9）协助患者脱下上衣，置治疗车下层。按先近侧后对侧的顺序，先擦洗双上肢（上肢由远心端向近侧擦洗，避免静脉回流），再擦洗胸腹部（腹部以脐为中心，从右向左顺结肠走向擦洗，乳房处环形擦洗）。先用湿毛巾擦净皂液，再用涂浴皂的湿毛巾擦洗，清洗拧干毛巾后再擦洗干净，最后用大浴巾边按摩边擦干。根据需要随时调节水温，擦洗过程中注意观察患者病情及皮肤情况，当患者出现寒战、面色苍白时，应立即停止擦洗，给予适当处理。

（10）协助患者侧卧，背向护理者，浴巾一底一盖置于患者擦洗部下及暴露部，依次进行擦洗后颈部、背部、臀部。背部及受压部位可用50%乙醇溶液做皮肤按摩，促进血液循环，防止并发症发生。根据季节使用爽身粉。

（11）协助患者更换清洁上衣，一般先穿远侧上肢，再穿近侧、患侧，最后穿健侧，以减少关节活动，避免引起患者的疼痛不适。及时用棉被盖好胸、腹部，避免受凉。

（12）更换温水、盆、毛巾，擦洗患者下肢、足部背侧。患者平卧，脱下裤子后侧卧，脱下衣物置治疗车下层，将浴巾纵向垫在下肢，浴巾盖于会阴部及下肢前侧，依次从踝部向膝关节、大腿背侧擦洗。

（13）协助患者平卧，擦洗两下肢、膝关节处、大腿前侧部位。

（14）更换温水、盆、毛巾，擦洗会阴部、肛门处（注意将肛门部皮肤的褶皱处擦洗干净，避免分泌物滞留滋生细菌），撤去浴巾，为患者换上干净裤子。

（15）更换温水、盆、毛巾，协助患者移向近侧床边，盆移置足下，盆下铺一次性油布或将盆放于床旁椅上；托起患者小腿部并屈膝，将患者双脚同时或先后浸泡于盆内，浸泡片刻软化角质层，洗清双足，擦干足部。

（16）根据需要修剪指甲，足部干裂者涂护肤品，防止足部干燥和粗糙。

（17）为患者梳头，维护患者个人形象，整理床单位，必要时更换床单。

（18）协助患者取舒适体位后，开窗换气。

（19）整理用物，进行清洁消毒处理，避免致病菌的传播。

（20）洗手，记录。

五、压疮的预防及护理

压疮是身体局部组织长期受压，血液循环障碍，局部组织持续缺血、缺氧、营养缺乏引起的组织破损和坏死。压疮可造成从表皮到皮下组织、肌肉甚至骨骼和骨关节的破坏；严重者可继发感染，引发败血症导致死亡。因此，护理人员要注意对患者进行压疮危险因素的评估，特别是对高危人群要早预防、早发现、早治疗。适当的活动是预防压疮的最佳途径。

（一）压疮的预防

1.避免局部组织长期受压

经常翻身是卧床患者最简单且有效的解除压力的方法。对能自行翻身的患者，应鼓励和定时督促或协助其翻身。当患者不能自主活动时，如昏迷、瘫痪等自主活动受到很大限制的患者，高龄、体衰、多发伤患者，其自理能力下降，受压部位破溃的可能性明显增加。通常昏迷、脊髓受伤或糖尿病患者是压疮发生的潜在人群，应做到定时翻身。翻身时必须使患者保持稳定平衡的姿势，防止患者倾倒造成摔伤、扭伤及呼吸不畅等。意识障碍及感觉障碍患者在体位变换时的不当体位，造成关节处、骨突隆起处（如股骨的大转子结节）更突出于体表，可使骨突起部位承受更多的压力，导致骨突起部位严重的血液循环障碍。所以患者取侧卧位时，应屈髋屈膝，两腿前后分开，身体下面的臂向前略伸，身体上面的臂前伸与腋呈 30°；增大受压面积的同时，使患者身体下半身处于髂前上棘与股骨大转子及下腿膝外侧所形成的三角平面内，防止体重集中压迫于髂前上棘一点上，保持身体稳定平衡，防止压疮发生。翻身间隔时间，可根据病情及受压部位皮肤状况而定，至少每 2 h 翻身一次，必要时每 30 min 至 1 h 一次。建立床头翻身卡，记录翻身时间、患者的体位及皮肤情况。翻身后应采取软枕予以支撑，极度衰弱和肢体瘫痪的患者，可使用肢体架或其他设备架空骨突出部，支撑身体空隙处，防止对肢体压迫造成伤害。

2.避免摩擦力和剪切力

在协助患者翻身，更换床单、衣服及搬动患者时，需注意患者身体各个部分的位置，要抬起患者的身体，尤其是要抬高臀部，禁止拖、拉、拽等损伤皮肤的操作。可以用吊架或提床单的方式使患者变换体位，皮肤与床单之间不发生皮肤摩擦。需在床上解决大小便的患者，使用便盆时应把患者臀部抬高，不可硬塞、硬拉，在便盆上垫软纸或布垫。患者取头高或半卧位时，床头抬高不超过 30°，防止患者身体下滑，产生剪切力导致骶部受压，同时在骶尾部垫棉垫圈，使骶尾部处于悬空状态，以臀部丰富的皮下脂肪代替骶骨承担体重。

3.防止病情加重

病情危重及其他原因不宜翻身者，局部可用环形棉垫、海绵垫、枕头、高分子人工脂肪垫等，来缓解骨隆突处压力。如压点移动性气垫，就是利用黑白充气囊交替膨胀与收缩来变换压迫点，达到分散体压的目的。此外还有灌水垫、电动式气垫等，气垫床褥通过床垫气囊中的不同气流压力来分散患者的体压，同时在身体空隙处垫海绵垫及软枕，增加受压面积，进一步分散压力。但不能完全依赖用具，仍要强调定时翻身，预防受压。同时对局部受压部位进行按摩，对已压红部位禁止按摩，因为按摩会加重皮肤的损伤。方法：用50%乙醇溶液或50%红花乙醇溶液，涂抹患处，用手掌大小鱼肌处贴紧患处，均匀按向心方向，由轻到重，再由重到轻，按摩5 min左右，可加快血液循环，有效预防压疮的发生。

4. 保护组织

皮肤经常受到潮湿或排泄物刺激，皮肤表皮保护能力下降，局部剪切力和摩擦力增大，因此受压组织发生压疮的概率增加。老年人皮肤皱褶多，加之汗液、大小便失禁导致皮肤软化，应特别注意防止其皮肤被擦伤、撕裂。保持患者皮肤和床单位清洁、干燥、平整、无皱，直接接触的内衣要柔软。帮患者翻身时要用力抬起，不能拖、推，以免擦伤患者皮肤。另外要每日用温水擦浴、擦背或用温热毛巾敷于受压部位，勤洗浴、勤换衣裤，保持皮肤干燥、光滑。皮肤褶皱处扑上一层薄的爽身粉，同时动作要轻柔，防止损伤皮肤。注意不可让患者直接卧于橡胶单或塑料布上，局部皮肤可涂凡士林软膏以保护、润滑皮肤（禁止涂抹在溃疡的皮肤上），经常检查受压部位。

5. 补充营养，增强机体修复能力

蛋白质是机体组织修复所必需的物质，维生素C及锌在伤口愈合中亦起着很重要的作用。高蛋白、高热量、高维生素、富含钙锌的膳食，能保证机体营养供给，确保正氮平衡，加速疮面愈合。营养供给方式多样，可根据患者病情选择。

（二）压疮的护理

1. 控制感染，预防败血症

减少或除去伤口不能愈合的局部性因素，保障高蛋白、高热量、高维生素、富含钙锌的膳食，纠正低蛋白血症，保障疮面愈合。

2. 瘀血红润期

瘀血红润期为压疮的初期，受压部位出现短暂性血液循环障碍，组织缺氧，局部充血，皮肤出现红、肿、热、麻木或有触痛。压力持续30 min后，皮肤颜色不能恢复正常；若能及时处理，短时间内能自愈。加热会使细胞新陈代谢增加，从而使组织缺氧，促使损伤加重，因而此期不主张局部热疗。应增加患者翻身次数，避免局部过度受压，改善局部血液循环（紫外线、红外线照射等）。避免摩

擦、潮湿及排泄物等不良刺激，阻止压疮继续发展。同时注意保持床单元干净、平整、无皱、无屑；保持良好体位，避免摩擦力和剪切力；加强营养摄入，提高机体的抵抗能力。

3. 炎性浸润期

炎性浸润期损伤延伸到真皮层及皮下组织，由于红肿部位继续受压，血液循环得不到改善，静脉血回流受阻，受压局部表面静脉瘀血，呈紫红色，皮下产生硬结，皮肤因水肿而变薄，表皮有水疱形成。此时皮肤易破溃，患者有疼痛感，硬结明显。若不采取积极措施，压疮将继续发展。若能及时解除受压，改善血液循环，清洁疮面，可防止压疮进一步发展，保护疮面皮肤，预防疮面感染。除继续加强以上措施外，对于有水疱的部位，应加强水疱的护理；未破溃的小水疱要避免摩擦，防止破裂感染，使其自行吸收。水疱较大或吸收较慢时，可在无菌环境下，用无菌注射器抽出水疱内的液体（保护水疱表皮完整性），消毒穿刺部位及周围，然后用无菌敷料覆盖并稍加压进行包扎，防止水疱渗液及感染。此期可继续用紫外线、红外线照射法（紫外线照射，有消炎和干燥的作用，对各类细菌感染疮面均有较好的杀菌效果；红外线照射，有消炎、促进血液循环、增强细胞功能等作用，同时可使疮面干燥，减少渗出，有利于组织的再生和修复），遵医嘱每日或隔日照射一次，每次 15 ～ 20 min。

4. 浅度溃疡期

浅度溃疡期全层皮肤破坏，可深及皮下组织和深层组织。表皮水疱逐渐扩散扩大，水疱破溃后，可暴露潮湿红润的疮面，有黄色渗出液渗出，感染后表面有脓液覆盖，致使浅层组织坏死，溃疡形成，患者疼痛加剧。清洁疮面时，要去除坏死组织和促进肉芽组织生长，促使疮面愈合。此期护理原则是清创要彻底，直至出现渗血的新鲜疮面。可使用透明膜、水胶体、水凝胶等敷料覆盖疮面，此类保湿敷料及伤口覆盖膜可让伤口保持湿润，有利于坏死组织和纤维蛋白的溶解，并能保持、促进多种生物因子的活性；有利于细胞增殖、分化和移行，加速肉芽组织的形成；还可避免敷料与新生肉芽组织粘连，减少更换敷料时造成再次机械性损伤的风险，为疮面愈合提供适宜的环境。此期需要特别重视疮面的保护，避免疮面继续受压，应尽量保持局部清洁、干燥。可用鹅颈灯在距疮面25 cm 处照射疮面，每日 1 ～ 2 次，每次 10 ～ 15 min，照射后以外科换药法处理疮面。还可用纤维蛋白膜、骨胶原膜等贴于疮面治疗。因为此类内膜含有一种溶菌酶，能分解异种生物的细胞壁，杀死细菌，可视为消炎、杀菌剂。同时此类内膜含有蛋白质，能在疮面表层形成无色薄膜覆盖疮面，防止污染和刺激疮面，减轻疼痛，促进炎症局限化，以起到收敛作用。

5. 坏死溃疡期

坏死溃疡期是压疮的严重期。坏死组织侵入皮肤全层、肌肉、骨骼及韧带，感染可向周边及深部扩展，可深达骨面，时有窦管形成。坏死组织发黑，脓性分泌物增多，有臭味。严重者若细菌及毒素侵入血液循环可引发败血症及脓毒血症，造成全身感染，甚至危及生命。此期护理原则是去除坏死组织、清洁疮面、促进肉芽组织生长、保持引流通畅以及促进愈合。可采用清热解毒、活血化瘀、去腐生肌收敛的中成药，以促进局部疮面血液循环及健康组织生长。如疮面有感染，先用生理盐水或 0.02% 呋喃西林溶液清洗疮面，亦可采用甲硝唑湿敷疮面，再涂以磺胺嘧啶银粉或使用湿润烧伤膏、生肌散等。也可用密闭性、亲水性、自黏性的新型系列敷料，对于渗出性伤口可用高度吸收敷料，并保持敷料的密闭性，可促进自溶性清创。对于焦痂的伤口可用含水胶体、水凝胶和藻酸盐类敷料，有助于腐肉的去除。对于溃疡较深、引流不畅者，应用 3% 过氧化氢溶液冲洗，以抑制厌氧菌生长，再用非粘连性敷料填塞或水凝胶类敷料对伤口的腔道进行填充，可防止在伤口愈合前窦道的开口闭合。亦可采用空气隔绝后局部持续吸氧法治疗压疮，即用塑料袋罩住疮面并固定四周，通过小孔向袋内吹氧，氧流量为 5 ～ 6 L/min，每日 2 次，每次 15 min。治疗完毕，疮面用无菌敷料覆盖或暴露均可。对长期保守治疗不愈合、创面肉芽老化、创缘有瘢痕组织形成，且合并有骨、关节感染或深部窦道形成者，应考虑进行减张肌皮瓣术、植皮术等手术治疗。

第五节　导尿术护理操作

一、操作目的

（1）为尿潴留患者解除痛苦，使尿失禁患者保持会阴清洁干燥。

（2）收集无菌尿标本，做细菌培养。

（3）避免盆腔手术时误伤膀胱，为危重、休克患者正确记录尿量，测尿比重提供依据。

（4）检查膀胱功能，测膀胱容量、压力及残余尿量。

（5）鉴别尿闭和尿潴留，以明确肾功能不全或排尿功能障碍。

（6）诊断及治疗膀胱和尿道的疾病，如行膀胱造影或对膀胱肿瘤患者进行化疗等。

二、操作准备

（一）用品准备

（1）治疗盘内：橡皮圈1个，别针1枚，备皮用物1套，一次性无菌导尿包1套［治疗碗2个、弯盘、双腔气囊导尿管（根据年龄选不同型号的尿管），弯血管钳1把、镊子1把、小药杯内置棉球若干个，液状石蜡棉球瓶1个，洞巾1块］，弯盘1个，一次性手套1双，治疗碗1个（内盛棉球若干个），弯血管钳1把，镊子2把、无菌手套1双。

常用消毒溶液：0.1%苯扎溴铵（新洁尔灭）溶液、0.1%氯己定溶液等，无菌持物钳及容器1套，男患者导尿另备无菌纱布2块。

（2）治疗盘外：一次性橡胶单和治疗巾1套，便盆及便盆巾各1个。

（二）患者、护理人员及环境准备

（1）告知患者导尿目的、方法、注意事项及配合要点。

（2）患者取仰卧屈膝位，调整情绪，指导或协助患者清洗外阴。

（3）护理人员应衣帽整齐，修剪指甲，洗手，戴口罩。

（4）环境安静、整洁，光线、温湿度适宜，关闭门窗，备屏风或隔帘。

三、评估要点

（1）评估患者病情、治疗情况、意识、心理状态及合作度。

（2）评估患者排尿功能异常的程度，膀胱充盈度及会阴部皮肤、黏膜的完整性。

（3）向患者解释导尿的目的、方法、注意事项及配合要点。

四、操作步骤

（1）将用物推至患者处，核对患者床号、姓名，向患者解释导尿的目的、方法、注意事项及配合要点等。消除患者紧张和窘迫的心理，以取得配合。

（2）用屏风或隔帘遮挡患者，保护患者的隐私，使患者精神放松。

（3）帮助患者清洗外阴部，降低逆行尿路感染的概率。

（4）检查导尿包的日期，是否严密干燥，确保物品无菌性，防止尿路感染。

（5）根据男女性尿道解剖特点执行不同的导尿术。

（一）男性患者导尿术操作步骤

（1）护理者位于患者右侧，帮助患者取仰卧屈膝位，脱去其对侧裤腿，盖在近侧腿上，对侧下肢和上身用盖被盖好，两腿略外展，暴露外阴部。

（2）将一次性橡胶单和治疗巾垫于患者臀下，弯盘放于患者臀部，治疗碗内盛棉球若干个。

（3）一手戴一次性手套，用纱布裹住阴茎前 1/3，将阴茎提起；另一手持镊子夹消毒棉球按顺序消毒，阴茎后 2/3 部—阴阜—阴囊暴露面。

（4）用无菌纱布包裹消毒过的阴茎后 2/3 部—阴阜—阴囊暴露面，消毒阴茎前 1/3，并将包皮向后推，换另一把镊子夹消毒棉球消毒尿道口，向外螺旋式擦拭龟头—冠状沟—尿道口数次，包皮和冠状沟易藏污，应彻底消毒，预防感染。将污棉球置于弯盘内并移至床尾。

（5）在患者两腿间打开无菌导尿包，用持物钳夹浸消毒液的棉球于药杯内。

（6）戴无菌手套，铺洞巾，使洞巾与包布内面形成无菌区域。嘱患者勿移动肢体，保持体位，以免污染无菌区。

（7）按操作顺序排列好用物，用镊子取液状石蜡棉球，润滑导尿管前端。

（8）一手用纱布裹住阴茎并提起，使之与腹壁呈 60°，使耻骨前弯消失，便于插管。将包皮向后推，另一手用镊子夹取浸消毒液的棉球，按顺序消毒尿道口—螺旋消毒龟头—冠状沟—尿道口数遍。每个棉球只可用一次，禁止重复使用，以确保消毒部位不受污染；将污棉球置于弯盘内，右手将弯盘移至靠近床尾无菌区域边沿，便于操作。

（9）左手固定阴茎，右手将治疗碗置于洞巾口旁。男性尿道长而且有三个狭窄处，当插管受阻时，应稍停片刻嘱患者深呼吸，减轻尿道括约肌紧张，再徐徐插入导尿管，切忌用力过猛而损伤尿道。

（10）用弯血管钳夹持导尿管前端，对准尿道口轻轻插入 20～22 cm，见尿液流出后，再插入约 2 cm，将尿液引流入治疗碗（首次放尿不超过 1000 mL，防止大量放尿导致腹腔内压力急剧下降，血液大量滞留于腹腔血管内，进而引起血压下降、虚脱及膀胱内压突然降低，导致膀胱黏膜急剧充血，发生血尿）。

（11）治疗碗内尿液盛 2/3 满后，可用弯血管钳夹住导尿管末端，将尿液导入便器内，再打开导尿管继续放尿。注意询问患者的感觉，观察患者的反应。

（12）导尿毕，夹住导尿管末端，轻轻拔出导尿管，避免损伤尿道黏膜。撤下洞巾，擦净外阴，脱去手套置弯盘内，撤出臀下一次性橡胶单和治疗巾置于治疗车下层。协助患者穿好裤子，整理床单位。

（13）整理用物。

（14）洗手，记录。

（二）女性患者导尿术操作步骤

（1）护理者位于患者右侧，帮助患者取仰卧屈膝位，脱去其对侧裤腿，盖在近侧腿上，对侧下肢和上身用盖被盖好，两腿略外展，暴露外阴部。

（2）将一次性橡胶单和治疗巾垫于患者臀下，弯盘放于患者臀部，治疗碗内盛棉球若干个。

（3）一手戴一次性手套，另一手持镊子夹取消毒棉球做外阴初步消毒，按由外向内，自上而下，依次消毒阴阜、两侧大阴唇。

（4）一手分开大阴唇，另一手换另一把镊子按顺序消毒大小阴唇之间—小阴唇—尿道口—自尿道口至肛门，减少逆行感染的机会。污棉球置于弯盘内，消毒完毕，脱下一次性手套置于治疗碗内，污物放置于治疗车下层。

（5）在患者两腿间打开无菌导尿包，用持物钳夹浸消毒液的棉球于药杯内。

（6）戴无菌手套，铺洞巾，使洞巾与包布内面形成无菌区域。嘱患者勿移动肢体，保持体位，以免污染无菌区。

（7）按操作顺序排列好用物，用镊子取液状石蜡棉球，润滑导尿管前端。

（8）一手拇指、食指分开并固定小阴唇，另一手持弯持物钳夹取消毒棉球，按由内向外、自上而下顺序消毒尿道口—两侧小阴唇—尿道口，尿道口处要重复消毒一次。污棉球及弯血管钳置于弯盘内，右手将弯盘移至靠近床尾无菌区域边沿，便于操作。

（9）右手将无菌治疗碗移至洞巾旁，嘱患者张口呼吸，用另一只弯血管钳夹持导尿管对准导尿口轻轻插入尿道 4 ～ 6 cm，见尿液后再插入 1 ～ 2 cm。

（10）左手松开小阴唇，下移固定导尿管，将尿液引入治疗碗。注意询问患者的感觉，观察患者的反应。

（11）导尿毕，夹住导管末端，轻轻拔出导尿管，避免损伤尿道黏膜。撤下洞巾，擦净外阴，脱去手套置弯盘内，撤出臀下一次性橡胶单和治疗巾置于治疗车下层。协助患者穿好裤子，整理床单位。

（12）整理用物。

（13）洗手，记录。

第六节　灌肠术护理操作

灌肠术根据灌肠的目的不同分为保留灌肠和不保留灌肠。不保留灌肠按灌入液体量的不同，分大量不保留灌肠和小量不保留灌肠，小量不保留灌肠适用于危重患者、老年体弱者、小儿及孕妇等。本节介绍不保留灌肠。

一、操作目的

（1）刺激肠蠕动，软化和清除粪便，排出肠内积气，减轻腹胀。

（2）清洁肠道，为手术、检查和分娩作准备。

（3）稀释和清除肠道内有害物质，减轻中毒。

（4）为高热患者降温。

二、操作准备

（一）用物准备

（1）治疗盘内：灌肠液按医嘱备，一次性手套1双，剪刀1把（用开塞露时），弯盘1个，血管钳1把，玻璃接头1个，灌肠筒1套，卫生纸、纱布各1块。

（2）治疗盘外：温开水适量（用肥皂栓时），便盆、便盆布各1个，一次性尿垫1片。

（二）患者、护理人员及环境准备

（1）告知患者通便目的、方法、注意事项及配合要点。

（2）协助患者取侧卧屈膝位，调整情绪，指导或协助患者清洗肛周。

（3）护理人员应衣帽整齐，修剪指甲，洗手，戴口罩。

（4）环境安静、整洁，光线、温湿度适宜，关闭门窗，备屏风或隔帘，保护患者隐私。

三、评估要点

（1）评估患者病情、治疗情况、意识、心理状态及合作度。

（2）评估患者的腹胀情况，以及肛周皮肤、黏膜的完整性。

四、操作步骤

（1）关闭门窗，用屏风或隔帘遮挡患者，保护患者隐私。

（2）条件许可患者可帮助其取左侧卧位，双腿屈曲，背向操作者，暴露肛门，便于操作。

（3）患者臀部移至床沿，臀下铺一次性尿垫，保持床单位清洁，便器放置床旁。

（4）将弯盘置于臀部旁，用血管钳关闭灌肠筒胶管倒灌肠液于筒内，悬挂灌肠筒于输液架上，灌肠筒内液面与肛门距离不超过 30 cm。

（5）将玻璃接头一头连接肛管，另一头连接灌肠筒胶管。

（6）戴一次性手套，一手分开肛门，暴露肛门口，嘱患者张口呼吸，放松肌肉便于插管；另一手将肛管轻轻旋转插入肛门，沿着直肠壁进入直肠 7 ～ 10 cm。

（7）固定肛管，打开血管钳，缓缓注入灌肠液，速度不可过快过猛，以防刺激肠黏膜，出现排便。

（8）用血管钳关闭灌肠筒胶管，一手持卫生纸紧贴肛周下沿，防止灌肠液流出；另一手将肛管轻轻拔出，置弯盘内。

（9）擦净肛周，协助患者取舒适卧位，灌肠液在体内保留 10 ～ 20 min 后再排便。充分软化粪便，提高灌肠效果。

（10）清理、整理用物。

（11）协助患者排便，整理床单位。

（12）洗手，记录。

五、相关护理方法

（一）人工取便术护理操作

（1）条件许可时，可帮助患者取左侧卧位，双腿屈曲，背向操作者，暴露肛门，便于操作。

（2）患者臀下铺一次性尿垫，保持床位清洁，便器放置在床旁。

（3）戴一次性手套，在右手示指端倒 1 ～ 2 mL 的 2% 利多卡因溶液，插入肛门停留 5 min。利多卡因对肛管和直肠起麻醉作用，能减少刺激，减轻疼痛。

（4）嘱患者张口呼吸，轻轻旋转插入肛门，沿着直肠壁进入直肠。

（5）手指轻轻摩擦，松弛粪块，取出粪块，放入便器。重复数次，直至取净，动作轻柔，避免损伤肠黏膜或引起肛周水肿。

（6）取便过程中注意观察患者的生命体征和反应，如发现患者面色苍白、出汗、疲惫等症状，应暂停，休息片刻。若患者心率明显改变，应立即停止操作。

（7）操作结束，清洗肛门和臀部并擦干。病情许可时可行热水坐浴，以促进局部血液循环，减轻疼痛，防止病原微生物传播。

（8）整理消毒用物，洗手并作记录。

（二）便秘的护理

（1）正确引导患者，合理安排膳食。

（2）协助患者适当增加运动量。

（3）指导患者养成良好的排便习惯。

（4）腹部进行环形按摩，通过按摩腹部，刺激肠蠕动，促进排便。方法：用右手或双手叠压稍微按压腹部，自右下腹盲肠部开始，依结肠蠕动方向，经升结肠、横结肠、降结肠、乙状结肠做环形按摩，或在乙状结肠部，由近心端向远心端作环形按摩，每次 5～10 min，每日 2 次。可由护士操作或指导患者自己操作。

（5）遵医嘱给予口服缓泻药物，禁忌长期使用，以免患者产生依赖性而失去正常的排便功能。

（6）简便通便术包括通便剂通便术和人工取便术。通便剂通便术是患者及其家属经过护士指导，可自行完成的一种简单易行、经济有效的护理技术。常用的通便剂有开塞露、甘油栓、肥皂栓。这些通便剂具有吸收水分、软化粪便、润滑肠壁、刺激肠蠕动的作用。人工取便术是用手指插入直肠，破碎并取出嵌顿粪便的方法，常用于粪便嵌塞的患者采用灌肠等通便术无效时。

第七节　鼻饲法护理操作

一、操作目的

对病情危重、昏迷、不能经口或不愿正常摄食的患者，通过胃管供给患者所需的营养、水分和药物，维持机体代谢平衡，保证蛋白质和热量的供给，维持和改善患者的营养状况。

二、操作准备

（一）用物准备

（1）治疗盘内：一次性无菌鼻饲包1套（硅胶胃管1根、弯盘1个、压舌板1个、50 mL注射器1支、润滑剂、镊子2把、治疗巾1条、纱布5块）、治疗碗2个、弯血管钳1把、棉签适量、听诊器1副、鼻饲流质液（38～40 ℃）200 mL、温开水适量、手电筒1个、调节夹1个（夹管用）、松节油、漱口液、毛巾。慢性支气管炎的患者视情况备镇静剂。

（2）治疗盘外：安全别针1个、夹子或橡皮圈1个、卫生纸适量。

（二）患者、护理人员及环境准备

（1）告知患者鼻饲的目的、方法、注意事项及配合要点，协助患者调整情绪。

（2）指导或协助患者摆好体位。

（3）护理人员应衣帽整齐，修剪指甲，洗手，戴口罩。

（4）环境安静、整洁，光线、温湿度适宜。

三、评估要点

（1）评估患者病情、治疗情况、意识、心理状态及合作度。

（2）评估患者鼻腔状况，有无鼻中隔偏曲、息肉，鼻黏膜有无水肿、炎症等。

（3）向患者解释鼻饲的目的、方法、注意事项及配合要点。

四、操作步骤

（1）确认患者并了解病情，向患者解释鼻饲的目的、过程及方法。

（2）备齐用物，携至床旁核对床头卡、医嘱、饮食卡，核对流质饮食的种类、量、性质、温度、质量。

（3）患者如有义齿、眼镜，应协助其取下并妥善存放，以防止义齿脱落误吞入食管或落入气管引起窒息。插管时由于刺激可致流泪，取下眼镜便于擦除。

（4）患者取半坐位或坐位，可减轻胃管通过咽喉部时引起的咽反射，利于胃管插入。无法坐起者取右侧卧位，昏迷患者取去枕平卧位，头向后仰可避免胃管误入气管。

（5）将治疗巾围于患者颔下，保护患者衣服和床单，弯盘、毛巾放置于方便易取处。

（6）观察鼻孔是否通畅，黏膜有无破损，清洁鼻腔，选择通畅的一侧便于插管。

（7）准备胃管测量胃管插入的长度，成人插入长度为 45 ~ 55 cm，一般取发际至胸骨剑突处或鼻尖经耳垂至胸骨剑突处并做标记，倒少许润滑剂于纱布上，润滑胃管前段 10 ~ 20 cm 处，减少插管时的摩擦力。

（8）左手持纱布托住胃管，右手持镊子夹住胃管前端，沿选定侧鼻孔缓缓插入，插管时动作轻柔，镊子前端勿触及鼻黏膜，以防损伤。当胃管插入 10 ~ 15 cm 通过咽喉部时，如为清醒患者指导其做吞咽动作及深呼吸，患者做吞咽动作及深呼吸时顺势将胃管向前推进直至标记处；如为昏迷患者，应将患者头部托起，使下颌靠近胸骨柄，可增大咽喉部通道的弧度，便于胃管顺利通过，再缓缓插入胃管至标记处。若插管时患者恶心、呕吐感持续，用手电筒、压舌板检查口腔咽喉部有无胃管盘曲卡住；如患者有呛咳、发绀、喘息、呼吸困难等误入气管现象，应立即拔管，休息后再插管。

（9）确认胃管在胃内，用胶布交叉固定胃管于鼻翼和面颊部。验证胃管在胃内的三种方法：①打开胃管末端胶塞，连接注射器于胃管末端抽吸，抽出胃液即可证实胃管在胃内。②置听诊器于患者胃区，快速经胃管向胃内注入 10 mL 空气，同时在胃部听到气过水声，即表示已插入胃内。③将胃管末端置于盛水的治疗碗内，若无气泡溢出，即表示已插入胃内。

（10）灌食时，连接注射器于胃管末端，先回抽见有胃液，再注入少量温开水，可润滑管壁，防止喂食溶液黏附于管壁，然后缓慢灌注鼻饲液或药液等。鼻饲液温度为 38 ~ 40 ℃，每次鼻饲量不应超过 200 mL，间隔时间不少于 2 h；新鲜果汁应与奶液分别灌入，防止凝块产生。鼻饲结束后，再次注入温开水 20 ~ 30 mL 冲洗胃管，避免鼻饲液积存于管腔中而变质，造成胃肠炎或堵塞管腔。鼻饲过程中，避免注入空气，以防造成腹胀。

（11）胃管末端用胶塞封闭，如无胶塞可反折胃管末端，用纱布包好并用橡皮圈系紧，用别针将胃管固定于大单、枕旁或患者衣领处，防止灌入的食物反流和胃管脱落。

（12）协助患者清洁口腔、鼻孔，整理床单位，嘱患者维持原卧位 20 ~ 30 min，防止发生呕吐，促进食物消化、吸收。长期鼻饲者应每天进行口腔护理。

（13）整理用物，并清洁、消毒、备用。鼻饲用物应每日更换消毒，协助患者擦净面部，取舒适卧位。

（14）洗手，记录。记录插管时间，鼻饲液种类、量及患者反应等。

五、拔管护理

停止鼻饲或长期鼻饲需要更换胃管时进行拔管。

（1）携用物至床前，向患者说明拔管的原因，并选择末次鼻饲结束后拔管。

（2）置弯盘于患者颌下，夹紧胃管末端放于弯盘内，防止拔管时液体反流，胃管内残留液体滴入气管。揭去固定胶布，用松节油擦去胶布痕迹，再用清水擦洗。

（3）嘱患者深呼吸，在患者缓缓呼气时稍快拔管，到咽喉处快速拔出。

（4）将胃管放入弯盘中，移出患者视线，避免患者产生不适感。

（5）清洁患者面部、口腔及鼻腔，帮助患者漱口，取舒适卧位。

（6）整理床单位，清理用物。

（7）洗手，记录拔管时间和患者反应。

第三章 呼吸内科常见病护理

第一节 急性上呼吸道感染护理

急性上呼吸道感染，简称上感，是鼻、咽、喉部急性局限性炎症的总称，也是呼吸道常见的一种传染病，多数由病毒感染所致，少数由细菌感染引起。

一、病因病机

急性上呼吸道感染大多数由病毒感染引起，主要有鼻病毒、流感病毒、副流感病毒、埃可病毒、腺病毒、麻疹病毒、柯萨奇病毒等；少数由细菌直接感染或继发于病毒感染之后，主要为溶血性链球菌，其次为流感嗜血杆菌、肺炎链球菌、葡萄球菌等。常由受凉、淋雨、过度劳累等因素诱发。病原体主要通过飞沫传播，也可因接触患者而被传染。

二、临床表现

（一）症状与体征

1. 普通感冒

普通感冒俗称"伤风"。以鼻咽部炎症为主，最常见的病原体是鼻病毒。一般起病较急，早期有咽部干痒或烧灼感，数小时后出现鼻塞、流清水鼻涕；2～3天后鼻涕变稠，可伴咽痛、流泪、声音嘶哑、咳嗽；一般无全身症状或仅有低热、畏寒伴头痛、全身乏力，可见鼻、咽部黏膜充血水肿，有较多分泌物。多无并发症，一般经5～7天痊愈。

2. 急性咽喉炎

急性咽喉炎以咽喉部炎症为主，多由鼻病毒、腺病毒、流感病毒等引起。临床特征为咽部发痒和灼热感，轻而短暂的咽痛。合并链球菌感染时，常有咽下疼痛，并伴有发热、乏力。急性病毒性咽喉炎的临床特征为声嘶、说话困难、咳嗽、咽部疼痛，伴有发热。可见咽部充血，咽后壁淋巴滤泡增生，颌下淋巴结肿大和触痛。

3. 扁桃体炎

扁桃体炎多由溶血性链球菌感染引起，起病急，表现为畏寒、发热（体温可达 39 ℃以上）、咽痛明显、头痛、全身乏力。可见咽部明显充血，扁桃体充血肿大、表面有黄色点状渗出物，颌下淋巴结肿大、有压痛。

（二）并发症

并发症病程常在 1 周左右。若患者延缓治疗或机体免疫力差，细菌性炎症可从鼻咽部蔓延，导致鼻窦炎、中耳炎、支气管炎。部分患者可继发风湿病、肾炎或心肌炎等。

三、辅助检查

（1）血液检查：病毒感染时，白细胞计数正常或偏低，淋巴细胞比例升高。细菌感染时白细胞计数及中性粒细胞增加。

（2）病毒和细菌的检测：通过对病毒或病毒抗体的检测，可判断病毒的类型。细菌培养可判断细菌类型并进行药敏试验。

四、诊断要点

（1）有受凉或与上呼吸道感染患者接触史。

（2）有咽痛、鼻塞、流鼻涕、打喷嚏、全身乏力、发热等症状。

（3）体格检查鼻、咽部黏膜充血水肿，咽后壁淋巴滤泡增生，扁桃体充血肿大。

（4）结合血常规检查、病毒抗体检测、细菌培养可确定病因。

五、治疗要点

治疗原则是对症治疗，控制感染，缩短病程，促进痊愈。

（一）抗感染治疗

细菌感染者应合理选用抗生素，如青霉素、红霉素、螺旋霉素或磺胺类药物。若为单纯病毒感染，可选用金刚烷胺、吗啉胍进行抗病毒治疗。

（二）中药治疗

常用中成药有板蓝根冲剂、清热解毒口服液、银翘解毒丸、桑菊感冒片等，高热患者可加黄芩。

六、护理评估

（一）健康史

（1）询问患者以往健康状况，了解患者的家庭环境、生活习惯及周围人群的健康状况。

（2）了解上呼吸道感染的临床类型，有无咳嗽、发热，全身症状是否明显，以往采取何种治疗措施。

（二）身体状况

（1）询问患者发病后的主要表现，观察体温、脉搏、呼吸等变化。

（2）重点询问有无头痛、全身乏力、咽痛、咽下痛等；体检咽喉有无急性充血，咽后壁有无滤泡，有无声嘶、发音困难，有无扁桃体充血肿大等。

（三）心理因素

因上感引起全身症状明显，并发症较多，常影响工作和学习。评估时注意患者的心理状态，有无焦虑、不安等情绪，是否能积极配合治疗与护理。

（四）辅助检查

周围血常规检查有无异常，淋巴细胞计数是否升高。

七、护理诊断

（1）体温过高：与病毒、细菌感染有关。

（2）疼痛：如咽喉干痒或疼痛，与上呼吸道炎症有关。

（3）缺乏疾病预防保健知识。

八、护理目标

（1）体温降至正常范围。

（2）咽喉干痒或疼痛减轻或消失。

（3）能说出上呼吸道感染的预防保健知识。

九、护理措施

（一）一般护理

高热患者应卧床休息，保持室内空气流通，调节适宜的温度（18～22 ℃）、湿度（50%～60%）。给予患者高热量、高维生素的流质或半流质饮食，鼓励患者多饮水。年老体弱者高热后水分丧失过多，可通过静脉输液补充水分，维持水、电解质的平衡。

（二）降温

患者体温超过39 ℃须进行物理降温，如头部冷敷、冰袋置于大血管部位、温水或乙醇擦浴、4 ℃冷盐水灌肠等，注意30 min后应复查体温并记录，必要时遵医嘱给予药物降温。高热患者应注意观察其体温变化，每4 h测1次体温、脉搏、呼吸，并详细记录。

（三）减轻咽喉疼痛

用淡盐水进行口咽部含漱，或含服消炎喉片；声嘶者可行局部雾化疗法；鼻塞、流涕者可用1%麻黄碱液或萘甲唑啉滴鼻；为细菌感染时，可根据病原菌选用敏感的抗菌药物，常选用青霉素、第一代头孢菌素、氧氟沙星等。

（四）对症护理

发热患者由于唾液腺分泌减少，口腔黏膜干燥，机体抵抗力下降，易引起口腔黏膜损伤或口腔感染；应鼓励多漱口，保持口腔湿润和舒适，口唇干裂时可涂护唇油保护。退热时，患者常大汗淋漓，要及时擦干汗液，更换清洁、干燥的衣服和被褥。对年老体弱的患者，应注意观察其脉搏、血压变化，防止患者发生虚脱。

（五）心理护理

在与患者的接触中，针对病因作必要的解释，让患者了解上呼吸道感染的有效防治措施，消除患者的焦虑和不适感，积极配合治疗，促进身心康复。

十、护理评价

（1）体温是否降至正常范围，降温过程中有无出汗过多或虚脱。

（2）不适感有无减轻或消失。

（3）能否说出上呼吸道感染的预防保健知识。

十一、健康指导

（1）积极开展体育锻炼，增强机体抵抗力，增强机体耐寒能力，如冷水洗脸、坚持冷水浴等。

（2）生活规律，劳逸结合，避免受凉、淋雨、过度疲劳等诱发因素。劝告患者不要吸烟，在流行季节尽量少去公共场所。咳嗽或打喷嚏时可用卫生纸或手帕遮掩口鼻并及时洗手，防止病原体向外传播。

（3）对可能或已有上呼吸道感染患者的室内环境，可将 $5 \sim 10 \ mL/m^2$ 食醋加等量水稀释，关闭门、窗进行加热熏蒸，1 次/天，连续 3 次。

（4）必要时可采取预防措施，如用流感疫苗行鼻腔喷雾；口服板蓝根冲剂，3 次/天，1 包/次，口服 3 天；或用贯众、野菊花、桑叶等中草药熬汤服用。

第二节　肺炎护理

肺炎是指由各种原因引起终末气道、肺泡和肺间质的炎症，为呼吸系统常见病。病原微生物感染、理化因素、免疫原性损伤等均可引起肺炎。老年人或免疫功能低下并发肺炎者病死率高。

一、病因病机

正常情况下，局部防御功能正常发挥，可使气管隆凸以下的呼吸道保持无菌状态。当个体局部或全身免疫功能低下及病原体数量增多、毒力增强时，病原菌被吸入下呼吸道，并在肺泡内生长繁殖，导致肺泡毛细血管充血、水肿、炎细胞浸润和渗出，引起系列临床症状。常见的病原菌有肺炎链球菌、葡萄球菌、肺炎支原体、肺炎衣原体、病毒等。除金黄色葡萄球菌、铜绿假单胞菌和肺炎克雷伯杆菌等可引起肺组织的坏死性病变容易形成空洞外，肺炎治愈后多不留瘢痕，肺的结构与功能可恢复。

病原菌可通过以下途径入侵：口咽部定植菌吸入；周围空气中带菌气溶胶的

直接吸入；由菌血症引起的血行感染；邻近感染部位直接蔓延至肺。

二、疾病分类

（1）按病因分类，可分为：①细菌性肺炎；②病毒性肺炎；③真菌性肺炎；④其他病原体所致肺炎；⑤理化因素所致肺炎。

（2）按解剖学分类，可分为：①大叶性肺炎；②小叶性肺炎；③间质性肺炎。

（3）按感染来源分类，可分为：①社区获得性肺炎；②医院获得性肺炎。

三、临床表现

（一）症状与体征

多数肺炎患者起病急骤，有高热、咳嗽、咳痰等症状，不同类型的肺炎痰液有所区别。当炎症累及胸膜时可出现胸痛，常伴随全身毒性症状，如疲乏、肌肉酸痛、食欲缺乏等。

（二）并发症

（1）感染性休克：病原菌入侵使微循环和小动脉扩张，有效循环血容量锐减，周围循环衰竭而引起休克。

（2）低氧血症：炎症使肺泡通气量减少，引起动脉血二氧化碳分压升高、动脉血氧分压降低。肺内气体交换障碍引起低氧血症，可出现呼吸困难、发绀等症状。

（3）肺脓肿：肺部炎症的激化，可形成肺脓肿，咳出大量脓痰或脓血痰，有臭味。

（4）肺不张：多见于年老体弱、长期卧床者，由于咳嗽无力，痰液阻塞气道，引起肺组织萎缩。小面积肺不张症状不明显，严重肺不张可引起呼吸困难、阵发性咳嗽、胸痛、发绀。

（5）支气管扩张：肺炎病程超过3个月者为慢性肺炎，通常是由于长期咳嗽、气道受阻，支气管弹力纤维受损，引起支气管扩张变形，支气管扩张加重肺炎呼吸道症状，形成恶性循环。

四、诊断要点

典型的临床表现结合辅助检查可以确诊。

（一）症状与体征

典型的肺炎症状和体征，如高热、胸痛、咳嗽、咳痰等。

（二）辅助检查

①外周血白细胞检查；②病原学检查；③胸部 X 线检查；④血清中特异性抗体检测。

五、治疗要点

治疗原则为抗感染和对症治疗。

（一）抗感染

根据不同的感染类型，个体化应用抗生素，重症者尤其强调早期、联合、足量、足疗程、静脉给药。用药疗程至体温恢复正常和呼吸道症状明显改善后3 ～ 5 天停药。

病毒感染者给予对症治疗，加强支持疗法，防止并发症发生。

中毒症状明显者，如严重呼吸困难、感染性休克、呼吸衰竭等，可应用肾上腺皮质激素。

（二）对症治疗

注意纠正酸碱平衡紊乱，改善低氧血症。

六、分类护理

（一）肺炎链球菌肺炎

肺炎链球菌肺炎是由肺炎链球菌感染引起的肺炎。本病好发于冬季和初春，约占社区获得性肺炎的半数，青壮年男性发病率高。肺炎链球菌为口腔和鼻咽部的正常定植菌株。当机体抵抗力下降，协同受凉、疲劳、饥饿、长期卧床等诱因时，病菌入侵，在肺泡内繁殖滋长，引起肺泡壁水肿，白细胞和红细胞渗出，经肺泡间孔（Cohn 孔）向肺的中央部分蔓延，使病变呈肺段或肺叶急性炎性实变。由于病变始于外周，因而叶间分界清楚。典型病理分期为充血期、红色肝变期、灰色肝变期、消散期。应用抗生素后，肺炎发展至整个大叶性炎症已不多见，典型的肺实变则更少，通常以肺段性炎症居多。肺炎链球菌不产生毒素，一般情况下，不引起原发性组织坏死或形成空洞，病变消散后肺组织结构无损伤，不留纤维瘢痕。

1. 临床表现

（1）症状和体征：病情轻重存在个体差异。典型的表现为起病急骤，有寒战、高热，呈稽留热；约75%的患者有胸痛，咳嗽和吸气时加重，如炎症累及膈面胸膜时，可有同侧上腹部或肩部放射性疼痛。初期有刺激性干咳，有少量白色黏液痰或带血丝痰，1～2天后可咳出铁锈色痰。肺泡实变可引起通气不足，且胸痛限制呼吸而引起呼吸困难，重者动脉血氧饱和度下降，皮肤、口唇发绀，可伴有头痛、肌肉酸痛、食欲缺乏、呕吐、腹泻、腹胀等全身症状。严重感染者可有神志不清、谵妄或昏迷等神经系统症状。患者呈急性病容，常伴口唇单纯疱疹，病变广泛时可有发绀。早期病变有胸廓呼吸运动幅度减小，叩诊有轻度浊音，呼吸音减弱，累及胸膜可闻及捻发音和胸膜摩擦音。肺大片实变时，叩诊浊音增强，触觉语颤增强，可闻及支气管呼吸音。消散期可闻及湿啰音。本病自然病程为1～2周，发病5～10天，发热可自行消退；使用抗生素治疗后体温可在1～3天恢复正常，其他症状和体征随之逐渐消失。

（2）并发症：已少见。严重感染中毒症者可发生感染性休克，其他并发症有胸膜炎、脓胸、肺脓肿等。

2. 辅助检查

（1）血液检查：白细胞计数多为（10～40）×10^9/L，中性粒细胞比例升高，高达80%以上，伴核左移，细胞内可见中毒颗粒，老年人、免疫力低下者白细胞计数增高不明显。

（2）痰液检查：痰培养和涂片做革兰染色及荚膜染色镜检可找到致病菌，抗生素治疗前血培养可呈阳性。

（3）胸部X线检查：早期仅有肺纹理增粗或病变肺段模糊，肺发生实变可显示大片阴影，并可见支气管充气征。消散期阴影可完全消散，少数病例肺泡内纤维蛋白吸收不完全，可形成机化性肺炎。

3. 诊断要点

疾病常发生于冬春两季，表现为突然寒战、高热、胸痛、咳嗽和咳铁锈色痰。肺部叩诊浊音，语颤增强，听诊闻及管状呼吸音和湿啰音。实验室检查白细胞增多，核左移、痰涂片及培养发现致病菌。X线检查显示病变肺段炎性阴影等，即可确诊。

4. 治疗要点

（1）首选青霉素。症状轻者，给予青霉素 80 万 U，肌内注射，每日 3 次。症状重者，给予青霉素 240 万～480 万 U，静脉滴注；并发脑膜炎时，剂量可增至 1000 万～3000 万 U，分 4 次静脉滴注，每次 1 h 内滴完，以维持有效血浓度；或选用第 1 代或第 2 代头孢菌素，如头孢唑啉、头孢孟多（头孢羟唑）等。对青霉素及头孢类药物过敏者，可用红霉素每日 1.5 g 静脉滴注；或林可霉素每日 2 g 静脉滴注。

（2）结合相应的支持疗法，卧床休息，补充营养，多食富含维生素的水果、蔬菜，发热患者多饮水，补充液体。

（3）有呼吸困难者吸氧，腹胀明显者给予肛管排气，及时给予退热、止咳、祛痰等对症处理，禁用抑制呼吸的镇静药。

（二）葡萄球菌肺炎

葡萄球菌肺炎是由葡萄球菌引起的急性化脓性肺部炎症。起病急骤，早期可有循环衰竭，若治疗不及时则病死率高。常发生于糖尿病、血液病、艾滋病或原有支气管肺疾病者。儿童患流感或麻疹时易并发肺炎。此外，皮肤感染病灶中的葡萄球菌经血液循环到肺部，可引起多处肺实变、化脓及组织坏死。葡萄球菌为革兰氏染色阳性球菌，其致病物质主要是毒素与酶，具有溶血、致组织坏死、杀死白细胞及引起血管痉挛等作用。其致病力可用血浆凝固酶试验来测定，若金黄色葡萄球菌凝固酶试验为阳性，说明其具有较强致病力。

1. 临床表现

（1）症状与体征：起病急骤，体温高达 39～40 ℃，胸痛，痰脓量多，带血丝或呈脓血状，全身毒性症状明显，病情严重者可早期出现周围循环衰竭。老年人症状可不典型。血源性葡萄球菌肺炎常有局部感染或侵入性治疗史，较少咳脓痰。早期阳性体征不明显，与严重中毒症状和呼吸道症状不一致，其后可出现两肺散在湿啰音。病变较大或融合时可有肺实变体征。

（2）并发症：多并发肺脓肿、肺气囊肿和脓胸。

2. 辅助检查

（1）血液检查：白细胞计数增高，中性粒细胞比例升高，核左移。

（2）胸部 X 线检查：显示肺段或肺叶实变，可形成空洞或呈小叶状浸润，其中有单个或多发的液气囊腔，X 线阴影的易变性可表现为一处炎性浸润消失而另有新病灶出现。

3. 诊断要点

根据全身毒血症状，有咳嗽、脓血痰，白细胞计数增高、中性粒细胞比例升高、核左移、中毒颗粒和X线表现，可初步诊断。细菌学检查结果可作为确诊依据。

4. 治疗要点

治疗原则为早期清除原发病灶，抗感染治疗，加强支持疗法。抗生素的选择应参考药物敏感试验结果。由于金黄色葡萄球菌对青霉素高度耐药，因而首选耐青霉素酶的半合成青霉素或头孢类药物，如苯唑西林钠、氯唑西林等，联合氨基糖苷类药可增强疗效。

（三）克雷伯杆菌肺炎

克雷伯杆菌肺炎是由肺炎克雷伯杆菌引起的急性肺部炎症，亦称肺炎杆菌肺炎。多见于老年人或营养不良、慢性酒精中毒、已有慢性支气管－肺疾病和全身衰竭的患者。为获得性肺炎的重要致病菌，病死率较高。

1. 临床表现

肺炎克雷伯杆菌属革兰阴性杆菌，为上呼吸道和肠道寄居菌，有荚膜，当机体抵抗力降低时，可在肺泡内生长繁殖，引起组织坏死、液化，形成单个或多发性脓肿。症状与其他肺炎类似，典型病例痰液呈黏稠脓性、量多、带血、灰绿色或红砖色、胶胨状，无臭味。可有发绀、气急、心悸，亦可早期出现休克。

2. 辅助检查

X线显示肺叶或小叶实变，有多发性蜂窝状肺血脓肿，叶间隙下坠。

3. 诊断要点

老年体衰患者有急性肺炎、中毒性症状严重且有血性黏稠痰者须考虑本病。确诊有待于痰的细菌学检查，并与其他类型肺炎相鉴别。

4. 治疗要点

本病一经确诊，应及早用药。首选氨基糖苷类药物，如庆大霉素、卡那霉素、阿米卡星（丁胺卡那霉素）等，重症者可联合使用头孢菌类药物。应加强支持疗法，免疫力降低者容易发生菌血症，预后差。

（四）军团菌肺炎

军团菌肺炎是由嗜肺军团杆菌感染引起的以肺炎为主要表现的全身性疾病。多数病例为散发性，又称军团菌，为革兰阴性杆菌，存在于水和土壤中，可通过供水系统、空调或气溶胶传播，经呼吸道吸入后引起感染。多发生于夏末和秋初，吸烟、酗酒和应用免疫抑制剂者多见。

1. 临床表现

典型病例起病慢，潜伏期一般为 2～10 天，前期可有倦怠、发热、头痛和咳嗽，随后出现高热、头痛、咳嗽加剧、咳黏液样血丝痰，一般无脓痰，可有消化道症状如腹泻、呕吐等。重症者可出现嗜睡等神志改变和呼吸衰竭。患者呈急性病容，可有相对缓脉、肺部湿啰音等体征，重症者有肺部实变体征和胸部摩擦音。

2. 辅助检查

早期 X 线胸片显示片状肺泡浸润阴影，随病情进展，可出现肺段、肿叶实变征象，伴多发性圆形致密影。实验室检查白细胞计数增高、核左移、红细胞沉降率增快，可有低血钠症、肝功能异常，肾功能受损者可有镜下血尿等。

3. 治疗要点

除支持疗法，临床治疗首选红霉素，每日 1～2 g，分 4 次口服；重症者静脉给药，必要时应用利福平，疗程应超过 3 周，以防止复发。

七、护理评估

（1）健康史：询问既往健康状况，有无呼吸道感染史、糖尿病等慢性病史，有无着凉、淋浴、劳累等诱因，有无吸烟等不良生活方式，本次发病的症状、体征如何，做过何种治疗等。

（2）身体状况：观察呼吸的频率、节律、形态、深度，有无呼吸困难；胸部叩诊有无实音或浊音；听诊有无啰音或胸膜摩擦音；有无咳嗽，痰液的性质如何，意识、体温和血压有无异常等。

（3）心理及社会因素：了解患者对疾病知识的了解程度、情绪状态、社会支持度。

（4）辅助检查：X 线胸片有无空洞，有无肺纹理改变及炎性浸润；血液白细胞计数有无增多，中性粒细胞有无异常；痰培养有无细菌生长，药敏试验结果如何。

八、护理诊断

（1）体温过高：与肺部感染有关。

（2）清理呼吸道无效：与痰多、黏稠、咳痰无力有关。

（3）疼痛：如胸痛与频繁咳嗽、炎症累及胸膜有关。

（4）潜在并发症：低氧血症、感染性休克与感染有关。

九、护理目标

（1）患者体温降至正常范围。

（2）能掌握咳嗽、咳痰技巧，有效咳痰，保持呼吸顺畅。

（3）学会放松技巧，缓解疼痛，增强舒适感。

（4）无并发症，或能及时发现并发症的先兆并及时处理。

十、护理措施

（一）一般护理

为患者创造良好的室内环境。注意保暖，卧床休息。呼吸困难者，可采取半坐卧位，增加肺通气量。给予"三高"饮食，鼓励多饮水，酌情补液；病情危重、高热者可给予清淡易消化的半流质饮食。加强口腔护理，预防口腔感染。

（二）病情观察

定时测量生命体征，观察意识状态、有无休克先兆，如有四肢发凉、体温下降、无烦躁不安或反应迟钝等表示病情加重。观察记录尿量、尿 pH 值和尿比重。军团菌释放毒素可引起低血钠症，应定期检查患者的血电解质、尿常规及肾功能。

（三）对症护理

（1）帮助患者掌握有效咳嗽技巧，减轻疼痛。当患者痰液黏稠不易咳出或无力咳出时，可协助叩背、体位引流、给予雾化吸入治疗、应用祛痰药，促进排痰，保持呼吸道通畅。胸痛时可用宽胶布固定患侧胸部或应用止痛药以减轻疼痛。

（2）给予氧气吸入：提高血氧饱和度，改善呼吸困难症状。对于肺水肿患者，应在湿化瓶中加入 50% 乙醇溶液，以降低肺泡中液体的表面张力，使泡沫破裂，改善气体交换，缓解症状。

（3）休克患者的护理：立即采取去枕平卧位、下肢略抬高，严密观察生命体征，迅速建立两条静脉通路。补液原则是先盐后糖、先快后慢、见尿补钾。一条通路快速补充血容量，根据医嘱给予右旋糖酐 -40 或葡萄糖盐水和抗生素，注意控制输入量和速度，防止发生肺水肿；另一条通路输入血管活性药物，根据血压调节药物浓度和滴速，血压应维持在（12.0～13.3)/(8.0～9.3)/kPa[（90～100)/(60～70 mmHg)]，脉压差应超过2.7 kPa（20 mmHg）。

（4）高热护理：对症处理，体温过低者应予保暖；高热者给予物理降温，药物降温使体温降至37～38 ℃即可，避免出汗过多引起虚脱。

（四）用药护理

密切观察药物疗效及不良反应。静脉输液过程中，注意配伍禁忌，控制好输入量和速度，防止肺水肿的发生。红霉素为治疗军团菌肺炎的首选药，可以口服，也可静脉滴注，常见药物不良反应为恶心、呕吐等胃肠道不适感，应慢速滴入，避免空腹用药。注意观察有无双重感染的迹象。

（五）心理护理

多数肺炎患者起病急骤，对其身体和生活造成很大影响。在病因不明、诊断未出的情况下，对患者采取相应的隔离措施尤其会引起患者恐慌。因此，对该类患者的解释应透彻，并给予必要的心理干预。

（六）标本采集

清晨咳痰前，给予复方硼砂溶液含漱2～3次，再用生理盐水漱口，指导患者深吸气后，用力咳嗽，将来自下呼吸道的痰液直接吐入无菌容器中加盖，2 h内送检。血液标本应在应用抗生素前采集，采血量应在10 mL以上，寒战、高热期采血阳性率高。

十一、护理评价

（1）体温是否恢复正常。

（2）有无掌握咳痰技巧，能否有效咳嗽、咳痰，呼吸是否顺畅。

（3）胸痛是否缓解。

（4）有无并发症，能否及时发现并发症的先兆，是否能及时配合处理。

十二、健康指导

（1）避免过度疲劳、淋雨，季节变换时避免受凉，流感流行时少去人群密集的公共场所。

（2）纠正不良生活习惯，戒烟，避免酗酒，积极参加体育锻炼，增强机体抵抗力。

（3）保持口腔卫生，预防上呼吸道感染，及时、彻底治疗呼吸道及其他部位的感染。

（4）肺炎易感者，可接受疫苗接种。

第三节　慢性支气管炎、慢性阻塞性肺气肿护理

慢性支气管炎（以下简称慢支）是指气管、支气管黏膜及其周围组织的慢性、非特异性炎症。临床上以咳嗽、咳痰或伴喘息、反复发作的慢性过程为特征。病因尚不明确，可能与吸烟、职业性粉尘和化学物质、空气污染、感染（病毒和细菌感染）、气候突变等因素有关。急性发作期，临床上常给予抗炎、止咳、祛痰、平喘等处理。病情进展缓慢，反复发作，迁延不愈，常并发阻塞性肺气肿。

慢性阻塞性肺气肿（以下简称肺气肿）是指终末细支气管远端管腔出现持久地扩张、充气，并伴有肺泡壁和细支气管的破坏，而无明显肺纤维化的病理状态。临床上表现为在原有咳嗽、咳痰等症状的基础上，出现逐渐加重的呼吸困难及肺气肿体征。在我国，慢性支气管炎是导致阻塞性肺气肿的最主要原因。急性加重期的治疗，以控制感染、止咳、祛痰、解痉、平喘为主；稳定期的治疗，为增强体质、加强个人卫生和避免外界刺激因素，进行呼吸、耐寒锻炼，坚持长期家庭氧疗等。

一、临床表现

（一）健康史

询问患者有无吸烟史和慢性咳嗽、咳痰史；发病是否与气候变化、职业暴露有关；有无反复感染史；有无大气污染、变态反应因素的慢性刺激；是否有呼吸困难，呼吸困难的程度如何等。

（二）身体状况

1.症状

多为缓慢起病，病程较长，反复急性发作而加重。

（1）慢性咳嗽、咳痰：晨间起床时，咳嗽明显，白天较轻；睡眠时，有阵咳

或排痰。一般为白色黏液或浆液性泡沫痰。细菌感染急性发作时，痰量增多，可有黄色或黄绿色黏液脓性痰。咳嗽剧烈时，可痰中带血。

（2）喘息或呼吸困难：病情迁延时，在咳嗽、咳痰的基础上，可出现逐渐加重的呼吸困难。开始仅在上楼或登山时有气短，随着病情发展，症状逐渐加重，在平地活动甚至休息时，也会感觉气短。重度患者或急性发作时，喘息或呼吸困难症状明显加重。

2. 体征

慢性支气管炎患者可闻及干啰音或少量湿啰音。有喘息症状者，可在小范围内出现轻度哮鸣音。肺气肿早期，体征不明显，随疾病进展出现桶状胸，双肺呼吸活动减弱。触诊示语颤减弱；叩诊呈过清音，心浊音界缩小或不易叩出，肺下界下移；听诊可闻及心音遥远、双侧呼吸音减弱、呼气延长。并发感染时，可闻及湿啰音。

3. 分期

按病程分为急性加重期和稳定期。急性加重期是指在短期内咳嗽、咳痰、气短和（或）喘息加重、脓痰量增多，可伴发热等症状；稳定期是指咳嗽、咳痰、气短等症状稳定或轻微。

4. 并发症

可并发慢性呼吸衰竭、自发性气胸和慢性肺源性心脏病。

（三）心理－社会状况

由于病程长，疗效差，身体每况愈下，给患者及其家庭带来较重的精神负担和经济压力。患者易出现烦躁不安、忧郁、焦虑等心理状态。家属对患者的关爱和支持不足，使患者产生悲观、绝望等心理。

二、辅助检查

（1）实验室检查：细菌感染时，白细胞计数及中性粒细胞计数增加。痰培养可能检出致病菌。

（2）胸部 X 线检查：慢性支气管炎早期可无变化，但随病情发展可出现肺纹理粗乱，以双下肺野较为明显。肺气肿时，两肺透亮度增加，肋间隙增宽，膈肌低平，心影呈垂直状。

（3）肺功能检查：肺功能检查是判断气流受限的主要客观指标。肺气肿呼吸功能检查示残气量增加，余气量占肺总量的百分比增大，超过 40%；最大通气量低于预计值的 80%。

（4）动脉血气分析：早期无异常，随病情进展可出现低氧血症、高碳酸血症、酸碱失衡等。

三、护理诊断

（1）清理呼吸道无效：与分泌物增多、痰液黏稠和无效咳嗽有关。

（2）气体交换受损：与气道阻塞、通气不足、有效呼吸面积减少有关。

（3）活动无耐力：与外周组织氧供与氧耗失衡有关。

（4）有感染的危险：与清理呼吸道不足、机体抵抗力低下、长期应用抗生素而使菌群失调导致二重感染等因素有关。

四、护理目标

（1）患者能掌握有效的咳嗽、排痰技巧。

（2）患者能咳出痰液，咳嗽缓解；喘息减轻，呼吸平稳。

（3）活动耐力增加，病情稳定，复发减少。

五、护理措施

（一）一般护理

（1）休息与活动：早期视病情安排适当的活动量，以不引起疲劳、不加重症状为宜。发热、咳喘时，应卧床休息。晚期患者体位宜采取半卧位或前倾坐位。

（2）饮食护理：给予高热量、高蛋白、高维生素和易消化饮食。多饮水，少食高糖饮食，以降低痰黏稠度，但餐前和进餐时，应避免饮水过多，否则可过早诱发饱胀感。避免进食产气的食物，如汽水、啤酒、豆类、马铃薯等，防止腹胀影响膈肌运动。餐前至少休息 30 min。每天正餐应安排在患者最饥饿、休息最好的时间。

（二）心理护理

（1）耐心向患者解释疾病过程，消除其紧张和焦虑情绪，并向患者讲解焦虑对疾病的影响，鼓励其树立战胜疾病的信心。

（2）多与患者沟通，了解患者及其家属对疾病的态度，培养患者的生活情趣。指导患者参加适当的社交活动，如参与病友的活动、看书、看报、聊天、听音乐等，以分散注意力，减轻焦虑。

（三）病情观察

观察患者咳嗽、咳痰情况，包括痰的性状、量、颜色和气味；监测呼吸频率、节律、幅度及其变化的特点；评估患者的营养状况、肺部体征；进行动脉血气分析、肺功能检查；观察有无并发症，如慢性呼吸衰竭、自发性气胸等的发生。

（四）对症护理

呼吸困难伴低氧血症者，遵医嘱给予氧疗。一般采用鼻导管持续吸氧，氧流量 1～2 L/min。因气道阻塞导致慢性呼吸衰竭者，提倡长期家庭氧疗法，即每天吸入低浓度氧 15 h 以上，并持续较长时间，使 $PaO_2 > 8.0$ kPa（60 mmHg）或 SaO_2 升至 90%。睡眠时氧疗不可间断。

（五）用药护理

遵医嘱应用抗生素、止咳、祛痰等药物，注意药物疗效及不良反应。

（六）并发症护理

自发性气胸的护理：发现患者突然胸痛、咳嗽、呼吸困难加重，提示发生了自发性气胸。应立即安置患者卧床休息，血压稳定者取半卧位；遵医嘱给氧；协助医师做好胸腔抽气或胸腔闭式引流的操作准备和配合。

六、健康指导

（一）疾病知识宣传

向患者及其家属解释本病的发生、发展过程及诱发病情加重的因素；嘱患者注意防寒、保暖，防治感冒等各种呼吸道感染；说明戒烟是防治本病简单易行的重要举措。加强劳动防护，改善环境卫生，避免烟雾、粉尘和刺激性气体对呼吸道产生的不良影响。

（二）健康锻炼指导与训练

指导稳定期患者进行腹式呼吸锻炼和缩唇呼吸锻炼，以加强膈肌运动，增加通气量，减少氧耗量，改善呼吸功能。

（1）腹式呼吸锻炼：患者可取立位、半卧位或平卧位，两手平放于前胸部和上腹部。用鼻缓慢吸气时，尽力挺腹，胸部不动；呼气时，用口呼出，同时腹肌收缩，膈肌松弛，膈肌随腹内压增加而上抬，推动肺部气体排出。每分钟呼吸7～8次，如此反复训练10～20 min，每天2次。熟练后，逐渐增加次数和时间。

（2）缩唇呼气锻炼：用鼻吸气，用口呼气。呼气时，口唇缩拢似吹口哨状，持续缓慢呼气，同时收缩腹部。吸气与呼气时间比为1：2或1：3，缩唇程度与呼气流量以能使距口唇15～20 cm处、与口唇等高的蜡烛火焰随气流倾斜而不熄灭为宜。

（3）全身运动锻炼：采用与日常生活密切相关的医疗体育锻炼形式，如行走、慢跑、登梯、打太极拳、做家庭劳动等。锻炼时速度和距离根据患者自觉呼吸困难和心悸程度，结合呼吸频率、心率等决定。每天锻炼3～4次。

（三）家庭氧疗

对实施家庭氧疗的患者，指导患者及其家属做到以下几点：

（1）了解氧疗的目的、必要性及注意事项，吸氧导管每天须更换，氧疗设备定期检查、清洁、消毒和更换。

（2）掌握家庭氧疗方法。

（3）观察氧疗有效的指标，如呼吸困难减轻，呼吸减慢，心率减慢，发绀减轻，活动耐力增加。

（四）生活指导

适当休息，保证足够的营养，以积极的心态对待疾病。建议患者在发病季节前应用气管炎菌苗、酪蛋白等增强免疫功能。定期门诊复查，呼吸道感染症状加重时，应立即到医院就诊。

第四节　支气管哮喘护理

支气管哮喘（简称哮喘）是一种以慢性气道炎症和气道高反应性为特征的异质性疾病。典型临床表现为反复发作的呼气性呼吸困难伴哮鸣音，可自行或经治疗后缓解。哮喘是全球最常见的慢性病之一，我国的患病率为1%～4%；儿童外源性哮喘发病率高于成人，半数在12岁以前发病，约40%的患者有家族史，男女患病比例大致相同。

一、病因病机

哮喘的病因十分复杂,大多认为与多基因遗传有关,受遗传因素和环境因素的双重影响。调查资料表明,哮喘患者亲属的患病率高于群体患病率,而且血缘关系越近,患病率越高。哮喘患儿的双亲大多数存在不同程度的气道反应性增高。有遗传过敏体质者对外界抗原极易产生 IgE 抗体,并吸附在肥大细胞和嗜碱性粒细胞后使机体处于致敏状态。

哮喘发病是一系列复杂的病理生理过程,主要与超敏反应、气道炎症、气道反应性增高等因素相互作用有关。外界变应原初次进入机体后,使 T 淋巴细胞致敏,进而引起 B 淋巴细胞分化增殖发展成浆细胞,产生大量相应的特异性抗体 IgE。IgE 吸附在支气管黏膜下层肥大细胞和血液中嗜碱性粒细胞表面,使这些细胞致敏。当患者再次接触同一类抗原时,抗原抗体在致敏细胞上结合发生作用,导致肥大细胞破裂,释放生物活性物质,如组胺、缓激肽、前列腺素、白三烯、血小板活化因子等,引起支气管平滑肌立即发生痉挛,导致速发型哮喘反应,出现哮喘症状。也有部分患者在接触抗原数小时后才发生哮喘,称为迟发性哮喘发作。此时,更多炎性细胞被激活,释放多种炎性介质而引起气道炎症,血管通透性改变,黏液分泌物增多,造成气道狭窄和阻塞,反应性增高,出现呼气性呼吸困难。

二、临床表现

(一) 分类与体征

1. 外源性哮喘

多数患者有明显变应原接触史,起病较快,发作前有先兆症状,如干咳、打喷嚏、流涕等。继之突然胸部紧闷,呼气性呼吸困难,患者被迫采取坐位。严重时张口耸肩、烦躁不安。持续数分钟至数小时,一般可自行或用平喘药物缓解。

2. 内源性哮喘

无明显变应原,常继发于呼吸道感染之后,也可因吸入寒冷空气、刺激性气体及其他非致敏原所致,常先有咳嗽、咳痰,逐渐出现喘息。发作期较长,待炎症控制后,哮喘方可缓解。

3. 混合性哮喘

一年中均可发作,无明显缓解季节。在哮喘长期反复发作过程中,各种因素相互作用、相互影响，故临床表现不典型或混合存在。

4.重症哮喘

重症哮喘又称哮喘持续状态，指严重的哮喘发作持续 24 h 以上，经一般支气管扩张药治疗无效者。常因呼吸道感染未控制、持续接触大量的变应原、脱水使痰液黏稠形成痰栓阻塞细支气管、治疗不当或突然停用肾上腺糖皮质激素所致。患者表现为呼吸极度困难、端坐呼吸、发绀明显、大汗淋漓、心慌、焦虑不安或意识障碍，甚至出现呼吸衰竭及循环衰竭。哮喘严重发作时可有颈静脉怒张，发绀，胸部呈过度充气状态，叩诊呈过清音，听诊有广泛的哮鸣音伴呼气时间延长。

（二）并发症

急性发作者可并发气胸、纵隔气肿、肺不张。长期反复发作和继发感染者可并发慢性支气管炎、阻塞性肺气肿、肺源性心脏病。

三、辅助检查

（1）血液检查：哮喘发作时，血嗜酸性粒细胞增高；合并感染时，血液白细胞总数及中性粒细胞增高。

（2）痰液检查涂片：可见大量嗜酸性粒细胞、黏液栓和透明的哮喘珠。

（3）血气分析：哮喘发作时可有不同程度的 PaO_2 降低，或 PaO_2 降低的同时伴有 $PaCO_2$ 升高，提示气道阻塞，病情危重。重症哮喘，可出现呼吸性酸中毒或合并代谢性酸中毒。

（4）影像学检查：X 线胸片肺透亮度增加，呈过度充气状态，缓解期无明显异常。合并感染时，可见肺纹理增粗及炎症的表现。

（5）肺功能检查：呼气流速的全部指标均显著下降，第 1 秒末用力呼气量（FEV_1）、第 1 秒末用力呼气量占用力肺活量百分比值（FEV_1/FVC）和呼气峰流量（PEF）均减少，缓解期可逐渐恢复。

（6）变应原检测：用放射变应原吸附试验直接测定特异性 IgE 血清，哮喘患者可增高 2～6 倍；缓解期用可疑的变应原做皮肤敏感试验，有助于变应原的判断。

四、诊断要点

（1）反复发作性的喘息、呼吸困难、胸闷或咳嗽，多与接触变应原、呼吸道感染有关。

（2）发作时两肺可闻及广泛性哮鸣音，呼气时相明显延长。

（3）气道阻塞症状经治疗缓解或自行缓解。

（4）结合临床特征和有关辅助检查，判断哮喘发作的严重程度。

五、治疗要点

治疗原则为消除病因，采取综合治疗措施，解痉平喘、消炎，保持呼吸道通畅，控制急性发作，预防复发。

（一）消除病因

迅速脱离变应原，避免接触刺激因子。

（二）控制急性发作

急性发作时应尽快缓解哮喘症状，改善肺功能，纠正低氧血症。

（1）支气管扩张药：应用 β_2 受体激动药，兴奋支气管平滑肌细胞膜上的 β_2 受体，提高细胞内 cAMP 的浓度，舒张支气管平滑肌，增强黏液纤毛清除功能，降低血管通透性，调节肥大细胞及嗜碱性粒细胞介质释放，稳定细胞膜，如沙丁胺醇（舒喘灵）、特布他林（博利康尼）、克仑特罗（氨哮素）及利米特罗（哌喘定）气雾剂吸入；应用茶碱类药物，松弛支气管平滑肌、强心、利尿、扩张冠状动脉，如氨茶碱、二羟丙茶碱（喘定）、茶碱缓释片。急重症者静脉用药，注意应充分稀释后缓慢注射，以减少不良反应。

（2）抗胆碱能药物：可抑制分布于气道平滑肌的迷走神经释放乙酰胆碱，使平滑肌松弛，并防止吸入刺激物引起反射性支气管痉挛，尤其适用于夜间哮喘及痰多哮喘。如东莨菪碱、阿托品、山莨菪碱、异丙托溴铵等。

（3）抗炎药物：肾上腺糖皮质激素，如泼尼松，是目前治疗哮喘最有效的抗炎药物。也可选用炎性细胞稳定药，如色甘酸钠气雾剂，能稳定肥大细胞膜，降低炎性反应。

（4）钙拮抗药：常用硝苯地平，主要通过阻止钙离子进入肥大细胞，抑制生物活性物质释放，缓解支气管痉挛。

（5）控制感染：常用青霉素、氨苄西林、庆大霉素、头孢菌素等。

（三）预防复发

（1）避免接触变应原和刺激物。经常参加体育锻炼，增强体质，预防感冒。

（2）发作期病情缓解后，应继续吸入维持量肾上腺糖皮质激素 3 ～ 6 个月。

（3）色甘酸钠雾化吸入、酮替芬口服有抗过敏作用，对外源性哮喘有一定预防作用。

六、护理评估

（一）健康史

注意了解患者生活习惯、家庭和工作环境；有无饲养动物或接触动物皮毛；是否长期吸烟、酗酒；在工作中是否接触刺激性气体、化学物质、工业粉尘；是否吸入花粉、香料、尘螨等致敏原；有无鱼、虾、蛋类食物及青霉素、阿司匹林、磺胺类等药物摄入或过敏史；哮喘发作前有无先兆症状，如干咳、打喷嚏、流涕；哮喘发作时有无气温剧变、剧烈运动、情绪激动或食入过冷食物等诱因。

（二）身体状况

哮喘发作时，注意观察生命体征变化，有无呼吸困难、发绀、端坐呼吸；胸部检查有无肺气肿体征及双肺哮鸣音、湿啰音；若出现脉搏细速、血压下降，并伴有嗜睡、昏睡等意识障碍，提示有呼吸衰竭的可能。

（三）心理及社会因素

哮喘反复发作或发作时出现呼吸困难、濒死感，易导致患者精神紧张、烦躁，甚至恐惧；而不良的情绪常会诱发或加重哮喘发作。注意发作时患者的精神状况，有无焦虑、恐惧、烦躁不安或濒死感，了解患者家属对疾病的认知和对患者的关心程度。

七、护理诊断

（1）低效性呼吸型态：与支气管平滑肌痉挛，气道炎症、阻塞和气道高反应性有关。

（2）清理呼吸道无效：与支气管平滑肌痉挛、痰液黏稠、无效咳嗽、疲乏无力有关。

（3）焦虑：与哮喘发作时呼吸困难、有濒死感及反复发作有关。

（4）潜在并发症：自发性气胸、肺气肿、支气管扩张、肺源性心脏病。

八、护理目标

（1）呼吸型式恢复正常，呼吸困难缓解，能平卧。

（2）能进行有效咳嗽，排痰顺利。

（3）焦虑减轻或消除，情绪稳定。

（4）及时发现并发症，并发症状减轻或消失。

九、护理措施

（一）一般护理

（1）保持病室适宜的温湿度，注意室内空气流通；室内不放置花草，不用羽毛枕头、羊毛毯，避免接触一切可疑的变应原；晨间护理时应防止粉尘飞扬，床单采用湿式打扫，以免患者吸入粉尘而诱发或加重哮喘。

（2）协助患者采取合适的体位，可取半卧位或坐位。患者可较舒适地伏在床旁小桌上休息，以减轻体力消耗，采用背部按摩的办法使患者感觉通气轻松。

（3）嘱患者食营养丰富、高维生素的流质或半流质食物，少食油腻食物，忌食易过敏的食物，如鱼、虾、蛋等；对有明显体液不足、痰液黏稠的患者，鼓励其多饮水，或遵医嘱给予静脉补液。

（二）给氧护理

急性期遵医嘱给予氧气吸入，宜采用鼻导管低流量给氧。吸氧时应注意呼吸道湿化、保暖和气道通畅，避免引起气道干燥痉挛。必要时给予人工呼吸机辅助呼吸，缓解患者呼吸困难，改善肺通气，维持正常呼吸功能。

（三）用药护理

遵医嘱使用支气管舒张药、肾上腺糖皮质激素和抗生素等药物，并注意观察疗效和不良反应。

（1）重度哮喘患者使用氨茶碱静脉治疗时，首次剂量为 $4 \sim 6$ mg/kg。一定要稀释后缓慢推注，注射时间应超过 10 min，以免引起恶心、呕吐、头痛、失眠、心律失常、血压骤降或猝死。

（2）正确使用肾上腺糖皮质激素类气雾剂。如吸入丙酸倍氯米松的正确方法是：喷雾与吸气同步，吸入后屏气数秒钟。吸药后应立即漱口、洗脸，以防口咽部真菌感染。

（3）输液是纠正失水、稀释痰液的重要措施，补液速度以每分钟 40 ～ 50 滴为宜，避免单位时间内输入过多液体诱发心功能不全。

（四）病情观察

哮喘常在夜间发作，夜班护士应加强巡视与观察。

（1）密切观察患者呼吸的频率、深度、类型、呼吸困难程度及意识状态。对重度哮喘患者应专人护理，每隔 10 ～ 20 min 监测血压、脉搏、呼吸频率 1 次。

（2）注意痰液的颜色、量及黏稠度，咳嗽的能力和方法，如出现嗜睡或意识障碍，常提示并发呼吸衰竭的可能。

（3）监测实验室检查结果，观察有无电解质紊乱。

（五）对症护理

对咳嗽、痰液黏稠不易咳出者，可用蒸馏水或生理盐水加抗生素（如庆大霉素）和湿化痰液的药物（如 α- 糜蛋白酶）雾化吸入，以湿化呼吸道，促进排痰。哮喘患者不宜用超声雾化吸入，因雾化颗粒过小，较多的雾滴易进入肺泡或过饱和的雾液进入支气管，作为异物刺激，可引起支气管痉挛导致哮喘症状加重。

（六）心理护理

对患者出现的紧张、烦躁、恐惧等心理表示理解和同情；尽量守护在患者床旁，体贴安慰患者，提供良好的心理支持，使其产生信任和安全感。通过暗示、诱导的方法分散患者的注意力，使患者身心放松，情绪稳定，有利于缓解症状。

十、护理评价

（1）呼吸困难是否缓解。

（2）能否进行有效咳嗽、排痰。

（3）焦虑是否减轻或消失，情绪是否稳定。

（4）能否及时发现并发症，经治疗护理后并发症有无减轻或消失。

十一、健康指导

（1）树立信心、控制哮喘：向患者介绍哮喘的基本知识和自我管理的技巧，提高患者对疾病的正确认识，增强战胜疾病的信心。让患者及其家属了解哮喘的诱因、控制发作及治疗的方法，了解哮喘病虽不能彻底治愈，但可以完全控制，也可以减少发作。

（2）调整环境、避免接触变应原和刺激因素：室内空气应保持新鲜，防止吸入花粉、烟尘、异味气体等，必要时采用脱敏疗法。应尽量避免日常生活中存在的诱发因素，如情绪紧张、温度骤变、煤气、油烟、室内地毯、油漆、饲养宠物等。

（3）改善饮食、增强体质及预防感染：指导患者建立良好的生活方式和生活习惯，摄入营养丰富的清淡饮食，戒烟、戒酒，避免暴饮暴食。不宜摄入可诱发哮喘的食物，如鱼虾、胡椒、生姜等。鼓励患者多饮水，有计划地进行体育锻炼和耐寒锻炼，增强体质，预防上呼吸道感染。

（4）保持有规律的生活和乐观情绪：向患者说明发病与精神因素和生活压力的关系，避免身心过劳。

第五节　支气管扩张护理

支气管扩张是指因支气管及其周围肺组织的慢性炎症导致管壁受损，从而引起支气管管腔扩张和变形的一种慢性化脓性炎症。临床特点是慢性咳嗽、大量脓痰和反复咳血。随着人民生活水平的提高，以及麻疹、百日咳疫苗的预防接种和抗生素的应用，本病的发病率已经明显下降。

一、病因病机

本病的基本病因是支气管 - 肺组织感染和支气管阻塞，其中婴幼儿期支气管 - 肺组织感染是最常见的病因。另外，支气管结核、肿瘤及异物引起管腔狭窄及阻塞，也是导致支气管扩张的原因之一。治疗原则是控制感染，促进痰液引流。必要时，行手术治疗。

二、临床表现

（一）健康史

询问患者幼儿期有无麻疹、百日咳、支气管肺炎迁延不愈的病史和呼吸道感染反复发作史；有无肺结核、慢性肺脓肿病史；有无肿瘤、异物、肿大淋巴结阻塞或压迫支气管病史；有无肺囊性纤维化、遗传性 α_1 - 抗胰蛋白酶缺乏症、先天性免疫缺陷等病史。

（二）身体状况

1. 症状

（1）慢性咳嗽、大量脓痰：咳嗽多为阵发性，与体位变化有关。晨起及晚间躺下时，咳嗽和咳痰增多。急性感染发作时，每天痰量可达数百毫升。将痰放置数小时后分三层：上层为泡沫黏液，中层为浆液，下层为脓性物和坏死组织。若合并厌氧菌感染，则痰及呼气时具有臭味。

（2）反复咳血：50% ~ 70% 的患者有不同程度的反复咳血，咳血量与病情严重程度、病变范围不完全一致，可由痰中带血到大咳血。少数患者平时无明显咳嗽、咳痰，而以咳血为唯一的症状，其一般情况较好，临床称此类型为"干性支气管扩张"。其病变多位于引流良好的上叶支气管，常见于结核性支气管扩张。

（3）反复肺部感染：同一肺段反复发生感染并迁延不愈。

（4）慢性感染中毒症状：反复感染，可出现发热、乏力、食欲不振、消瘦和贫血等，影响儿童生长发育。

2. 体征

早期或病变轻者，可无异常发现；病变严重或有继发感染者，常在病变部位，尤其在下胸、背部可闻及固定而持久的局限性湿啰音，有时可闻及哮鸣音。长期反复感染多伴有营养不良和肺功能障碍，并可见发绀和杵状指（趾）。

（三）心理状况

由于疾病迁延不愈，患者极易产生悲观、焦虑情绪；咳血时，患者会感到生命受到威胁，从而出现紧张，甚至极度恐惧心理。

三、辅助检查

（1）影像学检查：典型的 X 线表现为轨道征和卷发样阴影，感染时阴影内出现液平面。胸部 CT 检查显示管壁增厚的柱状扩张或成串、成簇的囊状改变。支气管造影可明确病变部位、性质、范围和程度，为手术治疗提供依据，但目前高分辨率 CT 已基本取代支气管造影。

（2）纤维支气管镜检查：有助于发现患者出血的部位，鉴别腔内的异物、肿瘤或其他支气管阻塞的原因。

四、护理诊断

（1）清理呼吸道无效：与痰多、痰液黏稠、无效咳嗽、咳嗽无力有关。

（2）有窒息的危险：与痰多、痰液黏稠、大咳血而不能及时排出有关。

（3）营养失调：低于机体需要量，与反复感染导致机体消耗增加有关。

五、护理目标

（1）咳嗽、咳痰减轻或消失。

（2）患者能摄入足够营养，体重增加。

（3）无窒息等并发症。

六、护理措施

（一）一般护理

（1）休息：急性感染或咳血时，应卧床休息；大咳血时，须绝对卧床，取患侧卧位。室内保持空气流通，温度、湿度适宜。

（2）饮食护理：提供高热量、高蛋白和高维生素饮食，给予发热患者高热量流质或半流质饮食，避免刺激性饮食。鼓励患者多饮水，每天饮 1500 mL 以上，以稀释痰液。保持口腔清洁，咳嗽后及进食前后用清水或漱口水漱口，以减少感染，并增进食欲。

（二）心理护理

护理人员应以亲切的态度，多与患者交谈，介绍支气管扩张反复发作的原因及治疗进展，帮助患者树立战胜疾病的信心，缓解其焦虑不安的情绪。咳血时，医护人员应陪伴并安慰患者，保持其情绪稳定。

（三）病情观察

观察咳嗽、咳痰及痰量、颜色、气味以及与体位的关系，记录 24 h 痰量；定期测量生命体征，记录咳血量。对于严重者，密切观察有无窒息先兆及窒息的发生，及时报告医师，并配合抢救。

（四）对症护理

1. 注意排痰及体位引流

指导患者有效咳嗽及正确排痰的方法，对痰量多或痰液黏稠者，需进行体位引流。

2. 咳血的护理

（1）休息：少量咳血，宜静卧休息；大量咳血，应绝对卧床休息。协助患者取患侧卧位，有利于健侧通气，对肺结核患者而言还可防止病灶向健侧扩散。

（2）饮食护理：大量咳血者暂禁食；小量咳血者给予少量温凉流质饮食，避免饮用浓茶、咖啡、酒等刺激性饮料。多饮水，多食富含纤维素的饮食，以保持大便通畅。

（3）当发现患者大咳血时，护士应守护在床旁，让患者有安全感。解释咳血的原因，安慰患者；向患者说明情绪放松有利于止血，屏气非但无助于止血，还会诱发喉头痉挛，使血液引流不畅而发生窒息。密切观察患者咳血的量、次数，监测血压、脉搏、呼吸、心率、神志等变化，一旦发现窒息征兆，立即报告医师，并协助抢救。

（4）遵医嘱使用加压素，宜缓慢静脉推注或静脉滴注；用药过程中和用药后需注意观察患者有无恶心、便意、心悸、腹痛等不良反应；高血压、冠心病、心力衰竭、妊娠者慎用或禁用。对于烦躁不安者，常应用地西泮 5～10 mg 肌内注射，或 10% 水合氯醛 10 mL 保留灌肠，但禁用吗啡、哌替啶。大咳血伴剧烈咳嗽时，常用小剂量止咳剂，年老体弱、肺功能不全者慎用。

（5）发现窒息先兆或窒息者，立即置患者于头低足高 45° 俯卧位，脸侧向一边，轻拍背部。用手指缠上纱布将咽喉、鼻腔内血凝块清除。若效果不明显，用鼻导管接吸引器置入气管内抽吸，以清除呼吸道内积血，或行气管置管或气管镜直视下吸取血块。气管血块清除后，若患者自主呼吸未恢复，应行人工呼吸，给予高流量吸氧，遵医嘱应用呼吸中枢兴奋剂，监测血气和凝血变化，密切观察病情，警惕窒息的再次发生。

（6）积极防治原发病，避免精神因素的刺激（如发怒、兴奋、恐惧）、活动过度和受凉等诱因，保持情绪稳定，配合治疗。给予高蛋白、高热量、高维生素和易消化饮食，保持大便通畅。学会自我监测病情，定期随访。

（五）用药护理

遵医嘱使用抗生素、祛痰剂、支气管舒张剂和止血药，掌握药物剂量和用法，观察药物疗效及不良反应。

七、健康指导

1. 疾病知识介绍

向患者及其家属介绍疾病发生、发展、治疗和护理等知识，说明防治百日咳、麻疹、支气管肺炎、肺结核等呼吸道感染的重要性。及时清除上呼吸道慢性感染灶（如龋齿、扁桃体炎、鼻窦炎）。避免受凉，预防感冒。戒烟，减少刺激性气体的吸入。

2. 保健知识指导

注意口腔卫生，可用复方硼砂溶液漱口，一天数次。痰液须经灭菌处理，痰具用消毒液浸泡或煮沸消毒。学会自我监测病情，掌握有效咳嗽、胸部叩击、雾化吸入和体位引流的方法。了解抗生素的作用、用法和不良反应。

3. 给予生活指导

生活起居要有规律，注意劳逸结合。强调营养补充对机体康复的重要性，让患者能主动摄入必需的营养素，每天总热量以 12552 kJ（3000 kcal）为宜，以增强机体的抵抗力。鼓励患者参加体育锻炼，增强体质。

第四章 消化内科常见病护理

第一节 上消化道大出血护理

上消化道出血是指屈氏韧带以近的消化道，包括食管、胃、十二指肠、胰腺、胆管等病变引起的出血。上消化道大出血通常数小时内失血量超过 1000 mL 或循环血容量的 20%，主要表现为呕血和（或）黑便，常伴有血容量减少而引起急性周围循环衰竭，是临床的急症，严重者可导致失血性休克而危及生命。近年来，本病的诊断和治疗水平有很大的提高。临床资料统计显示，80%～85% 急性上消化道出血患者短期内能自行停止；仅 15%～20% 患者出血不止或反复出血，最终死于出血并发症。其中，急性非静脉曲张性上消化道出血的发病率在我国居高不下，严重威胁人民的生命健康。

一、病因病机

（一）病因

引起上消化道出血的因素包括溃疡性疾病、炎症、门静脉高压、肿瘤、全身性疾病等。临床上最常见的病因是消化性溃疡，其他依次为急性糜烂出血性胃炎、食管胃底静脉曲张破裂和胃癌。现将病因归纳如下。

1. 上消化道疾病

（1）食管疾病，如食管物理性损伤、食管化学性损伤。

（2）胃、十二指肠疾病，如消化性溃疡、Zollinger-Ellison 综合征、胃癌等。

（3）空肠疾病，如胃肠吻合术后空肠溃疡、克罗恩病。

2. 门静脉高压引起的食管胃底静脉曲张破裂出血

（1）各种病因引起的肝硬化。

（2）门静脉阻塞，如门静脉炎、门静脉血栓形成、门静脉受邻近肿块压迫。

（3）肝静脉阻塞，如 Budd-Chiari 综合征。

3. 上消化道邻近器官或组织的疾病

（1）胆管出血，如胆囊或胆管结石、胆管蛔虫病、胆管癌、肝癌、肝脓肿或肝血管瘤破入胆管等。

（2）胰腺疾病，如急慢性胰腺炎、胰腺癌、胰腺假性囊肿、胰腺脓肿等。

（3）其他，如纵隔肿瘤或囊肿破入食管、主动脉瘤、肝或脾动脉瘤破入食管等。

4. 全身性疾病

（1）血液病，如白血病、血友病、再生障碍性贫血、DIC 等。

（2）急性感染，如脓毒症、肾综合征出血热、钩端螺旋体病、重症肝炎等。

（3）脏器衰竭，如尿毒症、呼吸衰竭、肝衰竭等。

（4）结缔组织病，如系统性红斑狼疮、结节性多动脉炎、皮肌炎等。

5. 其他诱因

（1）服用水杨酸类或其他非甾体类抗炎药物或大量饮酒。

（2）应激相关胃黏膜损伤，如严重感染、休克、大面积烧伤、大手术、脑血管破裂等应激状态下，会引起应激相关胃黏膜损伤。应激性溃疡可引起大出血。

（二）病机

上消化道出血多由消化性溃疡侵蚀胃基底血管导致其破裂而引发出血。出血后逐渐影响周围血液循环量，如因出血量多引起有效循环血量减少，进而引发血液循环系统代偿，以致血压降低、心悸、出汗，需立即处理。出血处可能因血块形成而自动止血，但也可能再次出血。

二、临床表现

上消化道大量出血的临床表现主要取决于出血量及出血速度。

1. 呕血与黑便

呕血与黑便是上消化道出血的特征性表现。上消化道出血后，均有黑粪。出血部位在幽门以上者常有呕血。若出血量较少、速度慢，亦可无呕血。反之，幽门以下出血如出血量大、出血速度快，可因血反流入胃腔引起恶心、呕吐而表现为呕血。呕血多呈棕褐色咖啡渣样，如出血量大，未经胃酸充分混合即呕出，则为鲜红色或有血块。黑粪呈柏油样，黏稠而发亮，若出血量大，血液在肠内推进快，粪便可呈暗红色甚至鲜红色。

2. 失血性周围循环衰竭

急性大量失血因循环血容量迅速减少而导致周围循环衰竭。一般表现为头昏、心慌、乏力，突然起立时出现晕厥、肢体冷感、心率加快、血压偏低等症状。严重者呈休克状态。

3. 发热

大量出血后，多数患者在 24 h 内出现低热，持续 3 ～ 5 天后恢复正常。发热可能与循环血量减少和周围循环衰竭导致体温调节中枢功能紊乱等因素有关。

4. 氮质血症

上消化道大量出血后，由于大量血液蛋白质的消化产物在肠道被吸收，血中尿素氮浓度可暂时增高，称为肠源性氮质血症。一般于一次出血后数小时血尿素氮开始上升，24 ～ 48 h 达到高峰，一般不超过 14.3 mmol/L（40 mg/dL），3 ～ 4天后降至正常。

5. 贫血和血常规

急性大量出血后均有失血性贫血。但在出血的早期，血红蛋白浓度、红细胞计数与血细胞比容可无明显变化。在出血后，组织液渗入血管内，使血液稀释，一般经 3 ～ 4 h 才出现贫血，出血后 24 ～ 72 h 血液稀释至最大限度。贫血程度除取决于失血量外，还和出血前有无贫血、出血后液体平衡状态等因素相关。

急性出血患者为正细胞正色素性贫血，在出血后骨髓有明显代偿性增生，可暂时出现大细胞性贫血；慢性失血则呈小细胞低色素性贫血。出血后 24 h 内网织红细胞即见增高，出血停止后逐渐降至正常。白细胞计数在出血后 2 ～ 5 h 轻至中度升高，血止后 2 ～ 3 天才恢复正常。但在肝硬化患者中，如同时有脾功能亢进，则白细胞计数可不升高。

三、辅助检查

1. 实验室检查

测定红细胞、白细胞和血小板计数、血红蛋白浓度、血细胞比容、肝肾功能、大便隐血等，以了解其病因、诱因及潜在的护理问题。

2. 内镜检查

出血后 24 ～ 48 h 内行急诊内镜检查，可直接观察出血部位，明确出血的病因，同时对出血灶进行止血治疗，是上消化道出血病因诊断的首选检查方法。

3. X 线钡餐检查

X 线钡餐检查对明确病因亦有价值。主要适用于不宜或不愿进行内镜检查者或胃镜检查未能发现出血原因，需排除十二指肠降段以下的小肠段有无出血病灶。

4. 其他

放射性核素扫描或选择性动脉造影如腹腔动脉、肠系膜上动脉造影，可帮助确定出血部位，适用于内镜检查及 X 线钡剂造影未能确诊而又反复出血者。不能耐受 X 线、内镜或动脉造影检查的患者，可作吞线试验，根据棉线有无沾染血迹及其部位，估计活动性出血部位。

四、治疗原则

上消化道大量出血为临床急症，应采取积极措施进行抢救。迅速补充血容量，纠正水电解质失衡，预防和治疗失血性休克，给予止血治疗，同时积极进行病因诊断和治疗。药物治疗包括局部用药和全身用药两部分。

1. 局部用药

经口或胃管注入消化道内，对病灶局部进行止血，主要如下。

（1）8 ～ 16 mg 去甲肾上腺素溶于 100 ～ 200 mL 冰盐水中口服，通过强烈收缩出血的小动脉而止血，适用于胃、十二指肠出血的患者。

（2）口服凝血酶，经接触性止血，促使纤维蛋白原转变为纤维蛋白，加速血液凝固，近年来被广泛应用于局部止血。

2. 全身用药

经静脉进入体内，发挥止血作用。

（1）抑制胃酸分泌药：对消化性溃疡和急性胃黏膜损伤引起的出血，常规给予 H_2 受体拮抗剂或质子泵阻滞剂，以提高和保持胃内较高的 pH 值，有利于血小板聚集及血浆凝血功能所诱导的止血过程。常用药物有：西咪替丁 200 ～ 400 mg，每 6 小时 1 次；雷尼替丁 50 mg，每 6 小时 1 次；法莫替丁 20 mg，每 12 小时 1 次；奥美拉唑 40 mg，每 12 小时 1 次。急性出血期均为静脉用药。

（2）降低门静脉压力药：①血管升压素及其拟似物为常用药物，其机制是通过收缩内脏血管，从而减少门静脉血流量，降低门静脉及其侧支循环的压力。用法为血管升压素 0.2 U/min 持续静脉滴注，视治疗反应，可逐渐加至 0.4 U/min。同时用硝酸甘油静脉滴注或舌下含服，以减轻大剂量应用血管升压素的不良反应，并且硝酸甘油有协同降低门静脉压力的作用。②生长抑素及其拟似物：止血效果好，可明显减少内脏血流量，并减少奇静脉血流量，而奇静脉血流量是食管静脉血流量的标志。如 14 肽天然生长抑素，用法为首剂 250 µg 缓慢静脉推注，继以 250 µg/h 持续静脉滴注；人工合成剂奥曲肽，常用首剂 100 µg 缓慢静脉推注，继以 25 ～ 50 μg/h 持续静脉滴注。

（3）促进凝血药物和抗纤溶药物：补充凝血因子如静脉注入纤维蛋白原和凝血酶原复合物，对凝血功能异常引起出血者有明显疗效。抗血纤溶芳酸和 6-氨基己酸有对抗或抑制纤维蛋白溶解的作用。

五、护理评估

（一）一般评估

（1）生命体征：大量出血患者因血容量不足，外周血管收缩，体温可能偏低，出血后 2 天内多有发热，一般不超过 38.5 ℃，持续 3 ～ 5 天；脉搏增快（＞ 120 次/ 分）或细速；呼吸急促、浅快；血压降低，收缩压降至 80 mmHg（10.66 kPa）以下，甚至可持续下降至测不出，脉压差变小，降至 25 ～ 30 mmHg（3.33 ～ 3.99 kPa）。

（2）患者主诉：有无头晕、乏力、心慌、气促、怕冷、口干、口渴等症状。

（3）相关记录：呕血颜色、量，皮肤颜色、尿量、出入量、黑便颜色和量等。

（二）身体评估

1. 头颈部

上消化道大量出血，有效循环血容量急剧减少，患者可出现精神萎靡、嗜睡、表情淡漠、烦躁不安、意识模糊甚至昏迷。

2. 腹部

（1）有无肝脾肿大。如果脾大、蜘蛛痣、腹壁静脉曲张或有腹水者，提示肝硬化门静脉高压，警惕食管静脉破裂出血；如果肝大、质地硬、表面凹凸不平或有结节者，提示肝癌。

（2）腹部肿块的质地软硬度。如果患者腹部质地硬、表面凹凸不平或有结节，应考虑胃、胰腺、肝胆等部位的肿瘤。

（3）中等量以上的腹腔积液可有移动性浊音。

（4）肠鸣音活跃，肠蠕动增强，肠鸣音达 10 次/min 以上，但音调不特别高调，提示有活动性出血。

（5）直肠和肛门有无结节、触痛、肿块、狭窄等异常情况。

（三）出血评估

1. 出血部位与出血性质

上消化道出血不包括口、鼻、咽喉等部位出血及咯血，应注意鉴别。出血部位在幽门以上，呕血及黑粪可同时发生；而幽门以下部位出血，多以黑粪为主。下消化道出血较少时，易被误认为是上消化道出血。下消化道出血仅有便血，无呕血，粪便鲜红、暗红或有血块，患者常感下腹部疼痛等不适感。进食动物血、肝，服用骨炭、铁剂、铋剂或中药也可使粪便发黑，但黑而无光泽。

2. 出血量

粪便隐血试验阳性，表示每天出血量＞5 mL；出现黑便时表示每天出血量在50～70 mL，胃内积血量达250～300 mL，可引起呕血；急性出血量＜400 mL时，组织液及脾脏贮血补充失血量，可无临床表现；若大量出血，数小时内失血量超过1000 mL或超过循环血容量的20%，可引起急性周围循环衰竭，导致急性失血性休克而危及患者生命。

3. 失血程度

失血程度除按出血量评估外，还应根据全身状况来判断。失血多为全身症状，分为3类：①轻度失血，失血量达全身总血量10%～15%，患者表现为皮肤苍白、头晕、怕冷，血压可正常但有波动，脉搏稍快，尿量减少。②中度失血：失血量达全身总血量20%以上，患者表现为口干、眩晕、心悸，血压波动、脉压变小，脉搏细数，尿量减少。③重度失血，失血量达全身总血量30%以上，患者表现为烦躁不安、意识模糊、出冷汗、四肢厥冷、血压显著下降、脉搏超过120次/分，尿少或尿闭，重症者失血性休克。

4. 出血是否停止

①反复呕血，呕吐物由咖啡色转为鲜红色，黑便次数增多且粪便稀薄色泽转为暗红色，伴肠鸣音亢进。②周围循环衰竭的表现经充分补液、输血仍未见明显改善，或暂时好转后又恶化，血压不稳，中心静脉压不稳定。③红细胞计数、血细胞比容、血红蛋白测定不断下降，网织红细胞计数持续升高。④在补液足够、尿量正常时，血尿素氮升高。⑤门静脉高压患者的脾脏大，因出血而暂时缩小，如不见脾脏恢复肿大，提示出血未止。

（四）心理 - 社会评估

患者发生呕血与黑便时都可导致紧张、烦躁不安、恐惧、焦虑等反应。病情危重者，可出现濒死感，而此时若其家属表现伤心状态，可使患者出现较强烈的紧张及恐惧感。慢性疾病或全身性疾病致反复呕血与黑便者，易使患者对治疗和护理失去信心，表现为不配合护理工作。患者及其家庭对疾病的认识态度会影响患者的生活质量，影响其工作、学习、社交等活动。

（五）辅助检查结果评估

1. 血常规

上消化道出血后均有急性失血性贫血；出血后 6 ～ 12 h 红细胞计数、血红蛋白浓度及血细胞比容下降；在出血后 2 ～ 5 h 白细胞数开始升高，血止后 2 ～ 3 天降至正常。

2. 血尿素氮测定

呕血的同时因部分血液进入肠道，血红蛋白的分解产物在肠道被吸收，故在出血数小时后尿素氮开始上升，24 ～ 48 h 可达高峰，持续时间不等，与出血时间长短有关。

3. 粪便检查

隐血试验阳性，但检查前需禁食动物血、肝、绿色蔬菜等 3 ～ 4 天。

4. 内镜检查

直接观察出血的原因和部位，黏膜皱襞迂曲可提示胃底静脉曲张。

（六）常用药物治疗效果评估

1. 输血

输血前评估患者的肝功能，肝功能受损者宜输新鲜血，因库存血含氨量高易诱发肝性脑病。同时需评估患者年龄、病情、周围循环动力学及贫血状况，注意因输液、输血过快、过多导致肺水肿；原有心脏病或老年患者必要时可根据中心静脉压调节输液量。

2. 血管升压素

评估是否药液外溢，一旦外溢用 50% 硫酸镁溶液湿敷，因该药有抗利尿作用，突然停用血管升压素会引起反射性尿液增多，故应观察尿量并向家属做好解释工作。

3. 凝血酶

口服凝血酶时评估有无恶心、头昏等不良反应，并指导患者更换体位。此药不能与酸碱及重金属等药物配伍，应现用现配，若出现过敏现象应立即停药。

六、护理诊断

（1）体液不足：与上消化道大量出血有关。

（2）活动无耐力：与上消化道出血所致周围循环衰竭有关。

（3）营养失调，低于机体需要量：与急性期禁食及贫血有关。

（4）恐惧：与急性上消化道大量出血有关。

（5）知识缺乏：与缺乏出血的知识及防治的知识有关。

（6）潜在并发症：与休克、急性肾衰竭有关。

七、护理措施

（一）一般护理

1. 休息与体位

少量出血者应卧床休息；大出血时绝对卧床休息，取平卧位并将下肢略抬高，以保证脑部供血。呕吐时头偏向一侧，防止窒息或误吸。指导患者坐起、站起时动作要缓慢，出现头晕、心慌、出汗时立即卧床休息并告知护士。病情稳定后，逐渐增加活动量。

2. 饮食护理

急性大出血伴恶心、呕吐者应禁食。少量出血无呕吐者，可进食温凉、清淡流质食物。出血停止后改为营养丰富、易消化、无刺激性的半流质、软食，由少量多餐逐渐过渡到正常饮食。食管胃底静脉曲张破裂出血者避免粗糙、坚硬、刺激性食物，且应细嚼慢咽。防止因损伤曲张静脉而再次出血。

3. 安全护理

轻症患者可起身稍作活动，可上厕所大小便。但应注意有活动性出血时，患者常因排便或便后起立发生晕厥，故必要时由护士陪同如厕或暂时改为在床上排泄。重症患者应多巡视，用床栏加以保护。

（二）病情观察

上消化道大量出血时，有效循环血容量急剧减少，可导致休克或死亡，所以要严密监测：①精神和意识状态：是否精神萎靡、嗜睡、神情淡漠、烦躁不安、意识模糊甚至昏迷。②生命体征：体温不升或发热，呼吸急促，脉搏细弱、血压降低、脉压差变小，必要时行心电监护。③周围循环状况：观察皮肤和甲床的色泽，肢体是温暖或是湿冷，周围静脉特别是颈静脉的充盈情况。④准确记录 24 h 出入量，测每小时尿量，应保持尿量大于每小时 30 mL，并记录呕吐物和粪便的性质、颜色及量。⑤定期复查红细胞计数、血细胞比容、血红蛋白、网织红细胞计数、血尿素氮、粪潜血，以了解贫血程度、出血是否停止。

（三）用药护理

立即建立静脉通道，遵医嘱迅速、准确地实施输血、输液、各种止血治疗及用药等抢救措施，并观察治疗效果及不良反应。血管升压素可引起腹痛、血压升高、心律失常、心肌缺血，甚至心肌梗死，故滴注速度应准确，并严密观察不良反应。同时，孕妇、冠心病及高血压患者禁用血管升压素。肝病患者忌用吗啡、巴比妥类药物，宜输新鲜血；因库存血含氨量高，易诱发肝性脑病。

（四）三腔两囊管护理

插管前应仔细检查，确保三腔气囊管通畅，无漏气，并分别做好标记以防混淆，备用。插管后检查管道是否在胃内，抽取胃液；确定管道在胃内分别向胃囊和食管囊注气，将食管引流管、胃管连接负压吸引器，定时抽吸，观察出血是否停止，并记录引流液的性状及量。做好留置于腔气囊管期间的护理和拔管出血停止后的观察。

（五）心理护理

护理人员应关心、安慰患者，尤其是反复出血者。解释各项检查、治疗措施，耐心细致地解答患者或家属的提问，消除他们的疑虑。同时，经常巡视，大出血时陪伴患者，以减轻患者的紧张情绪。抢救工作应迅速而不慌乱，使其产生安全感，保持情绪稳定，帮助患者消除紧张恐惧心理，更好地配合治疗及护理。

（六）健康教育

（1）疾病知识指导：帮助患者及其家属掌握有关疾病的病因和诱因，以及预防、治疗和护理知识，以减少再度出血的危险。

（2）饮食指导：合理饮食是避免诱发上消化道出血的重要措施。嘱患者注意饮食卫生和规律饮食；进食营养丰富、易消化的食物，避免粗糙、刺激性、过冷、过热、产气多的食物和浓茶、咖啡等对胃有刺激的饮品。

（3）生活指导：生活起居要有规律，劳逸结合，情绪乐观，保持身心愉悦，避免长期精神紧张。应在医师指导下用药，同时，慢性病者应定期门诊随访。

（4）自我观察：教会患者出院后早期识别出血征象及应急措施；出现头晕、心悸等不适，或呕血、黑便时，立即卧床休息，保持安静，减少身体活动；呕吐时取侧卧位以免误吸；立即送医院治疗。

（5）及时就诊的指征：①有呕血和黑便。②出现血压降低、头晕、心悸等不适。

八、护理评价

（1）患者呕血和黑便停止，生命体征平稳。

（2）患者活动耐受力增加，活动时无晕厥、跌倒危险。

（3）患者置管期间无窒息、意外吸入，食管胃底黏膜无溃烂、坏死。

（4）患者体重逐渐恢复正常，营养状况良好。

第二节　反流性食管炎护理

反流性食管炎是指胃、十二指肠内容物反流入食管所引起的食管黏膜炎症、糜烂、溃疡和纤维化等病变，甚至引起咽喉、气道等食管以外的组织损害。其发病男性多于女性，男女比例约为 3 : 2，发病率约为 1.92%。随着年龄增长，食管下括约肌收缩力的下降，胃、十二指肠内容物自发性反流，使老年人反流性食管炎的发病率有所增加。

一、病因病机

1. 抗反流屏障削弱

食管下括约肌是指食管末端长 3 ~ 4 cm 的环形肌束。正常人静息时压力为 10 ~ 30 mmHg（1.3 ~ 4.0 kPa），为一高压带，防止胃内容物反流入食管。由于年龄增长，机体老化导致食管下括约肌的收缩力下降引起食物反流。一过性食管下括约肌松弛也是反流性食管炎的主要发病机制。

2. 食管清除作用减弱

正常情况下，一旦发生食物的反流，大部分反流物通过 1 ~ 2 次食管自发和继发性的蠕动性收缩将食管内容物排入胃内，即容量清除，剩余的部分则由唾液缓慢地中和。老年人食管蠕动缓慢和唾液产生减少，影响了食管的清除作用。

3. 食管黏膜屏障作用下降

反流物进入食管后，可以凭借食管上皮表面黏液、不移动水层和表面 HCO_3^-、复层鳞状上皮等构成上皮屏障，以及黏膜下丰富的血液供应构成的后上皮屏障，发挥其抗反流物对食管黏膜损伤的作用。随着机体老化，食管黏膜逐渐萎缩，黏膜屏障作用下降。

二、护理评估

（一）健康史

询问患者的饮食结构及习惯，有无长期服用药物史。

（二）身体评估

1. 反流症状

反酸、反胃（指胃内容物在无恶心和不用力的情况下涌入口腔）、嗳气等，多在餐后明显或加重，平卧或躯体前屈时易出现。

2. 反流物引起的刺激症状

患者胸骨后或剑突下有烧灼感、胸痛、吞咽困难等。由胸骨下段向上伸延，常在餐后 1 h 出现，平卧、弯腰或腹压增高时可加重。反流物刺激食管痉挛导致胸痛，常发生在胸骨后或剑突下。严重时可为剧烈刺痛，可放射到后背、胸部、肩部、颈部、耳后等处，有的酷似心绞痛。

3. 其他症状

咽部不适，有异物感、棉团感或堵塞感，可能与酸反流引起食管上段括约肌压力升高有关。

4. 并发症

（1）上消化道出血：因食管黏膜炎症、糜烂及溃疡可导致上消化道出血。

（2）食管狭窄：食管炎反复发作致使纤维组织增生，最终导致瘢痕性狭窄。

（3）Barrett 食管：在食管黏膜的修复过程中，食管 – 贲门交界处 2 cm 以上的食管鳞状上皮被特殊的柱状上皮取代，称之为 Barrett 食管。Barrett 食管发生溃疡时，又称 Barrett 溃疡。Barrett 食管是食管癌的主要癌前病变，其腺癌的发生率较正常人高 30 ～ 50 倍。

（三）辅助检查

1. 内镜检查

内镜检查是反流性食管炎最准确、最可靠的诊断方法，能判断其严重程度和有无并发症，结合活检可与其他疾病相鉴别。

2. 24 h 食管 pH 监测

应用便携式 pH 记录仪在生理状态下对患者进行 24 h 食管 pH 监测，可提供食管是否存在过度酸反流的客观依据。在进行该项检查前 3 天，应停用抑酸药与胃肠促动药物。

3. 食管吞钡 X 线检查

对不愿意接受或不能耐受内镜检查者行该检查。严重患者可发现阳性 X 线征。

（四）心理 – 社会状况

反流性食管炎长期持续存在，病情反复、病程迁延。因此，患者会出现食欲减退，体重下降，导致患者心情烦躁、焦虑；合并消化道出血时会使患者紧张、恐惧。应注意评估患者的情绪状态及对本病的认知程度。

三、护理诊断

（1）疼痛：如胸痛一般与胃食管黏膜炎性病变有关。

（2）营养失调：如低于机体需要量一般与害怕进食、消化吸收不良等有关。

（3）有体液不足的危险：一般与合并消化道出血引起活动性体液丢失、呕吐及液体摄入量不足有关。

（4）焦虑：一般与病情反复、病程迁延有关。

（5）知识缺乏：一般与缺乏对反流性食管炎病因和预防知识的了解有关。

四、治疗原则

临床上有明显的反流症状；内镜下有反流性食管炎的表现，过度酸反流的客观依据即可做出诊断。以药物治疗为主，对药物治疗无效或发生并发症者可做手术治疗。

（一）药物治疗

目前多主张采用递减法，即开始使用质子泵抑制剂加胃肠促动药，迅速控制症状，待症状控制后再减量维持。

1. 胃肠促动药

目前主要常用的药物是西沙必利。常用量为每次 5 ～ 15 mg，每天 3 ～ 4 次，疗程为 8 ～ 12 周。

2. 抑酸药

① H_2 受体拮抗剂（H_2RA）：西咪替丁 400 mg、雷尼替丁 150 mg、法莫替丁 20 mg，每日 2 次，疗程 8 ～ 12 周。②质子泵抑制剂（PPI）：奥美拉唑 20 mg、兰索拉唑 30 mg、泮托拉唑 40 mg、雷贝拉唑 10 mg 和埃索美拉唑 20 mg，每日 1 次，疗程 4 ～ 8 周。③抗酸药：仅用于症状轻、间歇发作的患者作为临时缓解症状用。反流性食管炎有并发症或停药后很快复发者，需要长期维持治疗。H_2RA、西沙必利、PPI 均可用于维持治疗，其中以 PPI 效果最好。维持治疗的剂量因患者而异，以调整至患者无症状的最低剂量为合适剂量。

（二）手术治疗

手术为不同术式的胃底折叠术。手术指征为：①经内科治疗无效。②虽经内科治疗有效，但患者不能忍受长期服药。③经反复扩张治疗后仍反复发作的食管狭窄。④确诊由反流性食管炎引起的严重呼吸道疾病。

（三）并发症的治疗

1. 食管狭窄

大部分狭窄可行内镜下食管扩张术治疗。扩张后予以长期 PPI 维持治疗可防止狭窄复发。少数严重瘢痕性狭窄需行手术切除。

2. Barrett 食管

药物治疗是预防 Barrett 食管发生和发展的重要措施，必须使用 PPI 治疗及长期维持。

五、护理措施

（一）一般护理

为减少平卧时及夜间反流，可将床头抬高 15～20 cm。睡前 2 h 内避免进食，白天进餐后亦不宜立即卧床。应避免食用使食管下括约肌压力降低的食物和药物，如高脂肪、巧克力、咖啡、浓茶及硝酸甘油、钙拮抗剂等。应戒烟及禁酒。减少一切影响腹压增高的因素，如肥胖、便秘、紧束腰带等。

（二）用药护理

遵医嘱给予药物治疗，注意观察药物的疗效及不良反应。

1. H_2 受体拮抗剂

该类药物应在餐中或餐后即刻服用，若需同时服用抗酸药，则两药应间隔 1 h 以上。若静脉给药应注意控制速度，过快可引起低血压和心律失常。西咪替丁对雄性激素受体有亲和力，可导致男性乳腺发育、阳痿以及性功能紊乱，应做好解释工作。该药物主要通过肾排泄，用药期间应监测肾功能。

2. 质子泵抑制剂

奥美拉唑可引起头晕，应嘱患者用药期间避免开车或从事需注意力高度集中的工作。兰索拉唑的不良反应有荨麻疹、皮疹、瘙痒、头痛、口干、肝功能异常等，不良反应严重时应及时停药。泮托拉唑的不良反应较少，偶可引起头痛和腹泻。

3. 抗酸药

该类药物在饭后 1 h 和睡前服用。服用片剂时应嚼服，乳剂给药前应充分摇匀。抗酸剂应避免与奶制品、酸性饮料及食物同时服用。

（三）饮食护理

（1）指导患者有规律地进餐，饮食不宜过饱，选择营养丰富、易消化的食物。避免摄入过咸、过甜、过辣的刺激性食物。

（2）与患者共同制订饮食计划，指导患者及家属改进烹饪技巧，增加食物的色、香、味，引起患者食欲。

（3）观察并记录患者每天进餐次数、量、种类，以了解其摄入营养素的情况。

六、健康指导

1. 疾病知识指导

向患者及其家属介绍本病的有关病因，避免诱发因素。保持良好的心理状态，平时生活要有规律，合理安排工作和休息时间，注意劳逸结合，积极配合治疗。

2. 饮食指导

指导患者加强饮食卫生和饮食营养，养成有规律的饮食习惯；避免过冷、过热、辛辣等刺激性食物及浓茶、咖啡等饮料；嗜酒者应戒酒。

3. 用药指导

根据病因及病情进行指导，嘱患者长期维持治疗；介绍药物的不良反应，如有异常及时复诊。

第三节　慢性胃炎护理

慢性胃炎是指由多种原因引起的胃黏膜慢性炎症。其发病率在各种胃病中居首位，男性多于女性，各个年龄段均可发病，且随年龄增长发病率逐渐增高。慢性胃炎分为浅表性（又称非萎缩性）、萎缩性和特殊类型3大类。慢性浅表性胃炎是指不伴有胃黏膜萎缩性改变的慢性炎症，幽门螺杆菌感染是其主要病因；慢性萎缩性胃炎是指胃黏膜已经发生了萎缩性改变，常伴有肠上皮化生，又分为多灶萎缩性胃炎和自身免疫性胃炎两大类；特殊类型胃炎种类很多，临床上较少见。

一、病因病机

1. 幽门螺杆菌感染

幽门螺杆菌感染是慢性浅表性胃炎最主要的病因。幽门螺杆菌具有鞭毛，其分泌的黏液素可直接侵袭胃黏膜，释放的尿素酶可分解尿素产生 NH_3 中和胃酸，使幽门螺杆菌在胃黏膜定居和繁殖，同时可损伤上皮细胞膜；幽门螺杆菌产生的细胞毒素还可引起炎症反应和菌体壁诱导自身免疫反应的发生，导致胃黏膜慢性炎症。

2. 饮食因素

高盐饮食，长期饮烈酒、浓茶、咖啡，摄取过热、过冷、过于粗糙的食物等，均易引起慢性胃炎。

3. 自身免疫

患者血液中存在自身抗体，如抗壁细胞抗体和抗内因子抗体，可使壁细胞数目减少，胃酸分泌减少或缺失，还可使维生素 B_{12} 吸收障碍导致恶性贫血。

4. 其他因素

各种原因引起的十二指肠液反流入胃，削弱或破坏胃黏膜的屏障功能而损伤胃黏膜；老年人胃黏膜退行性病变；胃黏膜营养因子缺乏，如胃泌素缺乏；服用非甾体抗炎药等，均可引起慢性胃炎。

二、护理评估

（一）身体状况

慢性胃炎起病缓慢，病程迁延，常反复发作，缺乏特异性症状。由幽门螺杆菌感染引起的慢性胃炎患者多数无症状；部分患者有上腹不适、腹部隐痛、腹胀、食欲减退、恶心和呕吐等消化不良的表现；少数患者可有少量上消化道出血；自身免疫性胃炎患者可出现明显厌食、体重减轻和贫血。体格检查可有上腹部轻微压痛。

（二）心理 - 社会状况

病情反复、病程迁延不愈可使患者出现烦躁、焦虑等不良情绪。

三、护理诊断

（1）疼痛、腹痛：与胃黏膜炎性病变有关。
（2）营养失调，低于机体需要量：与厌食、消化吸收不良等有关。
（3）焦虑：与病情反复、病程迁延有关。
（4）潜在并发症：癌变。
（5）知识缺乏：与缺乏对慢性胃炎病因和预防知识的了解有关。

四、治疗要点

治疗原则是积极去除病因，根除幽门螺杆菌感染，对症处理，防治癌前病变。

（一）病因治疗

1. 根除幽门螺杆菌感染

目前多采用的治疗方案是以胶体铋剂或质子泵抑制药为基础加上两种抗生素的三联治疗方案。如常用奥美拉唑或枸橼酸铋钾，与阿莫西林及甲硝唑或克拉霉素 3 种药物联用，2 周为 1 个疗程。治疗失败后再治疗比较困难，可换用两种抗生素，或采用胶体铋剂和质子泵抑制药合用的四联疗法。

2. 其他病因治疗

因非甾体类抗炎药引起者，应立即停药并给予制酸药或硫糖铝；因十二指肠液反流引起者，应用硫糖铝或氢氧化铝凝胶吸附胆汁；因胃动力学改变引起者，应给予多潘立酮或莫沙必利等。

（二）对症处理

有胃酸缺乏和贫血者，可用胃蛋白酶合剂等以助消化；对于上腹胀满者，可选用胃动力药、理气类中药；有恶性贫血者可肌内注射维生素 B_{12}。

（三）胃黏膜异型增生的治疗

异型增生是癌前病变，应定期随访，给予高度重视。对不典型增生者可给予维生素 C、维生素 E、β-胡萝卜素、叶酸和微量元素硒预防胃癌的发生；对已经明确的重度异型增生可手术治疗，目前多采用内镜下胃黏膜切除术。

五、护理措施

（一）病情观察

主要观察有无上腹不适、腹胀、食欲减退等消化不良的表现；观察腹痛的部位、性质，呕吐物与大便的颜色、量及性状；评估实验室及胃镜检查结果。

（二）饮食护理

1. 营养状况评估

观察并记录患者每日进餐次数、量和品种，以了解机体的营养摄入状况。定期监测体重，监测血红蛋白浓度、血清蛋白等有关营养指标的变化。

2. 制定饮食计划

①与患者及其家属共同制订饮食计划，以营养丰富、易消化、少刺激为原则。②胃酸低患者可适当食用刺激胃酸分泌或酸性的食物，如浓肉汤、鸡汤、山楂、食醋等；应指导胃酸高患者避免食用酸性和多脂肪食物，可进食牛奶、菜泥、面包等。③鼓励患者养成良好的饮食习惯，进食应规律，少食多餐，细嚼慢咽。④避免摄入过冷、过热、过咸、过甜、辛辣和粗糙的食物，戒除烟酒。⑤提供舒适的进餐环境，改进烹饪技巧，保持口腔清洁卫生，以促进患者的食欲。

（三）药物治疗护理

（1）严格遵医嘱用药，注意观察药物的疗效及不良反应。

（2）枸橼酸铋钾：宜在餐前半小时服用，因其在酸性环境中方起作用；服药时要用吸管直接吸入，防止将牙齿、舌染黑；部分患者服药后出现便秘或黑粪；少数患者有恶心、一过性血清转氨酶升高，停药后可自行消失；极少数患者可能出现急性肾衰竭。

（3）抗菌药物：服用阿莫西林前应详细询问患者有无青霉素过敏史，用药过程中要注意观察有无变态反应的发生；服用甲硝唑可引起恶心、呕吐等胃肠道反应及口腔金属味、舌炎、排尿困难等不良反应，宜在餐后半小时服用。

（4）多潘立酮及西沙必利：应在餐前服用，不宜与阿托品等解痉药合用。

（四）心理护理

护理人员应主动安慰、关心患者，向患者说明不良情绪会诱发和加重病情，经过正规的治疗和护理，慢性胃炎可以康复。

六、健康指导

向患者及其家属介绍本病的有关知识、预防措施等。指导患者避免诱发因素，保持愉快的心情，生活规律，养成良好的饮食习惯，戒除烟酒。向患者介绍服用药物后可能出现的不良反应，指导患者按医嘱坚持用药，定期复查，如有异常及时复诊。

第四节　急性阑尾炎护理

急性阑尾炎是外科最常见的急腹症之一，多发生于青年人，男性发病率高于女性。

一、病因病机

1. 阑尾管腔梗阻

阑尾管腔梗阻是引起急性阑尾炎最常见的病因。阑尾管腔细长，开口较小，容易被食物残渣、粪石、蛔虫等阻塞而引起管腔梗阻。根据急性阑尾炎发病过程的病理解剖学变化，可分为急性单纯性阑尾炎、急性化脓性阑尾炎、坏疽性及穿孔性阑尾炎、阑尾周围脓肿四种病理类型。急性阑尾炎的转归取决于机体的抵抗力和治疗是否及时，可有炎症消退、炎症局限化、炎症扩散三种转归。

2. 细菌入侵

阑尾内存有大量大肠杆菌和厌氧菌，当阑尾管腔阻塞后，细菌繁殖并产生毒素，损伤阑尾黏膜上皮，细菌经溃疡面侵入阑尾，引起感染。

3. 胃肠道疾病的影响

急性肠炎、血吸虫病等可直接蔓延至阑尾或引起阑尾管壁肌肉痉挛，使管壁血运障碍而致炎症。

二、临床表现

（一）症状

1. 腹痛

典型症状是转移性右下腹痛。因初期炎症仅限于阑尾黏膜或黏膜下层，由内脏神经反射引起上腹或脐部周围疼痛，范围较弥散。当炎症波及浆膜层和壁腹膜时，会刺激躯体神经，疼痛固定于右下腹。单纯性阑尾炎的腹痛程度较轻，化脓性及坏疽性阑尾炎的腹痛程度较重；当阑尾穿孔时，因阑尾管腔内的压力骤减，腹痛可减轻；但随着腹膜炎的出现，腹痛可继续加重。

2. 胃肠道症状

早期可有轻度恶心、呕吐，部分患者可发生腹泻或便秘。盆腔阑尾炎时，炎症刺激直肠和膀胱，引起里急后重和排尿痛。

3. 全身症状

早期有乏力、腹痛症状；炎症发展时，可出现脉快、发热等，体温多在38 ℃以下。坏疽性阑尾炎时，出现寒战、体温明显升高。若发生门静脉炎，可出现寒战、高热和轻度黄疸等症状。

（二）体征

（1）右下腹固定压痛、仅跳痛是急性阑尾炎最重要的特征。腹部压痛点常位于麦氏点。

（2）腹肌紧张：提示阑尾已化脓、坏死或即将穿孔。

三、辅助检查

（1）腰大肌试验：若为阳性，提示阑尾位于盲肠后位，贴近腰大肌。

（2）结肠充气试验：若为阳性，表示阑尾已有急性炎症。

（3）闭孔内肌试验：若为阳性，提示阑尾位置靠近闭孔内肌。

（4）直肠指诊：直肠右前方有触痛，提示盆腔位置阑尾炎。若触及痛性肿块，提示盆腔脓肿。

四、治疗要点

（1）急性阑尾炎诊断明确后，应尽早行阑尾切除术。

（2）部分急性单纯性阑尾炎，可经非手术治疗而获得痊愈。

（3）阑尾周围脓肿，先进行非手术治疗，待肿块缩小、体温正常，3个月后再进行阑尾切除术。

五、护理诊断

（1）疼痛：与阑尾炎症、手术创伤有关。

（2）体温过高：与阑尾炎症或化脓性感染有关。

（3）潜在并发症：如急性腹膜炎、感染性休克、腹腔脓肿、门静脉炎。

（4）潜在术后并发症：如腹腔出血、切口感染、腹腔脓肿、粘连性肠梗阻。

六、护理措施

（一）非手术治疗护理

（1）体位：取半卧位。

（2）饮食和输液：流质饮食或禁食，禁食期间做好静脉输液的护理。

（3）控制感染：应用抗生素。

（4）严密观察病情：观察患者的生命体征、精神状态、腹部症状和体征、白细胞计数及中性粒细胞比例的变化。

（二）术后护理

（1）体位：血压平稳后取半卧位。

（2）饮食：术后 1～2 日胃肠蠕动恢复、肛门排气后可进流食，如无不适可改半流食；术后 3～4 日可进软质普食。

（3）早期活动：轻症患者术后当天麻醉反应消失后，即可下床活动，以促进肠蠕动的恢复，防止肠粘连的发生。重症患者应在床上多翻身、活动四肢，待病情稳定后，及早下床活动。

（4）并发症的观察和护理：①腹腔内出血，常发生于术后 24 h 内，表现为腹痛、腹胀、面色苍白、脉搏细速、血压下降等，或腹腔引流管有血性液引出。应将患者立即平卧，快速静脉输液、输血，并做好紧急手术止血的准备。②切口感染，是术后最常见的并发症，表现为术后 2～3 日体温升高，切口胀痛、红肿、压痛等。可给予抗生素、理疗等，如已化脓应拆线引流脓液。③腹腔脓肿，多见于化脓性或坏疽性阑尾炎术后，表现为术后 5～7 日体温升高或下降后又升高，有腹痛、腹胀、腹部压痛、腹肌紧张或腹部包块，常发生于盆腔、膈下、肠间隙等处，可出现直肠膀胱刺激症状及全身中毒症状。④粘连性肠梗阻，常为不完全性肠梗阻，以非手术治疗为主；完全性肠梗阻者应手术治疗。⑤粪瘘，少见，一般经手术修补治疗后可闭合。

第五节　消化性溃疡护理

消化性溃疡主要指发生于胃和十二指肠的慢性溃疡，即胃溃疡和十二指肠溃疡，因溃疡的形成与胃酸或胃蛋白酶的消化作用有关而得名。临床以慢性病程、周期性发作和节律性上腹部疼痛为主要特点。消化性溃疡是消化系统的常见病，我国总发病率为 10% ～ 12%，秋冬和冬春之交好发。临床上十二指肠溃疡较胃溃疡多见，二者之比约为 3：1。男性患病较女性多见，男女之比为（3 ～ 4）：1。十二指肠溃疡好发于青壮年，胃溃疡的发病年龄高峰比十二指肠溃疡约晚 10 年。

一、病因病机

1. 幽门螺杆菌感染

大量研究表明，幽门螺杆菌感染是消化性溃疡的主要病因，尤其是十二指肠溃疡。其机制尚未完全阐明，可能是幽门螺杆菌感染通过直接或间接作用于胃、十二指肠黏膜，胃酸分泌增加，使黏膜屏障作用削弱，引起局部炎症和免疫反应，导致胃、十二指肠黏膜损害和溃疡形成。

2. 胃酸和胃蛋白酶

消化性溃疡的最终形成是由于胃酸或胃蛋白酶对黏膜的自身消化所致。胃酸分泌增多不仅会破坏胃黏膜屏障，还会激活胃蛋白酶，从而降解蛋白质分子，损伤黏膜，故胃酸在溃疡的形成过程中起关键作用，是溃疡形成的直接原因。总之，胃酸或胃蛋白酶的损害作用增强和（或）胃、十二指肠黏膜防御/修复机制减弱是本病发生的根本环节。但胃和十二指肠的溃疡发病机制有所不同，胃溃疡的发病主要是防御/修复机制减弱，十二指肠溃疡的发病主要是损害作用增强。

3. 非甾体类抗炎药

如阿司匹林、吲哚美辛、糖皮质激素等可直接作用于胃、十二指肠黏膜，损害黏膜屏障，主要通过抑制前列腺素合成，削弱其对黏膜的保护作用。

4. 其他因素

（1）遗传：O 型血人群的十二指肠溃疡发病率高于其他血型人群。

（2）吸烟：烟草中的尼古丁成分可引起胃酸分泌增加、幽门括约肌张力降低、胆汁及胰液反流增多，从而削弱胃肠黏膜屏障。

（3）胃十二指肠运动异常：胃排空增快，可使十二指肠壶腹部酸负荷增大；胃排空延缓，可引起十二指肠液反流入胃，而损伤胃黏膜。

二、护理评估

（一）身体状况

临床表现轻重不一，部分患者可无症状或症状较轻，或以出血、穿孔等并发症为首发表现。典型的消化性溃疡有如下临床特点：①慢性病程。病史可达数年至数十年。②周期性发作。发作与缓解交替出现，发作常有季节性，多在春、秋季好发。③节律性上腹部疼痛。腹痛与进食之间有明显的相关性和节律性。

1.症状

（1）上腹部疼痛：为本病的主要症状，疼痛部位多位于中上腹，偏右或偏左。疼痛性质可为钝痛、胀痛、灼痛、剧痛或饥饿不适感。多数患者疼痛有明显的节律性，胃溃疡疼痛常在餐后 1 h 内发生，至下次餐前消失，即进食—疼痛—缓解，故又称饱食痛；十二指肠溃疡疼痛常发生在两餐之间，至下次进餐后缓解，即疼痛—进食缓解，故又称空腹痛或饥饿痛，部分患者也可出现午夜痛。

（2）其他可有反酸、嗳气、恶心、呕吐、腹胀、食欲减退等消化不良的症状，或有失眠、多汗等自主神经功能失调的表现，病程长者可出现消瘦、体重下降和贫血。

2.体征

溃疡发作期上腹部可有局限性轻压痛，胃溃疡压痛点常位于剑突下或剑突下稍偏左，十二指肠溃疡压痛点多在中上腹或中上腹稍偏右。缓解期无明显体征。

3.并发症

（1）出血是最常见的并发症。出血引起的临床表现取决于出血的量和速度，轻者仅表现为呕血与黑粪，重者可出现低血量持久休克征象。

（2）急性穿孔是最严重的并发症。常见诱因有饮食过饱、饮酒、劳累、服用非甾体类抗炎药等，表现为突发的剧烈腹痛，迅速蔓延至全腹，并出现腹肌紧张、弥漫性腹部压痛、反跳痛，肝浊音界缩小或消失，肠鸣音减弱或消失等体征，部分患者出现休克。慢性穿孔的症状不如急性穿孔剧烈，往往表现为腹痛规律的改变，顽固而持久，常放射至背部。

（3）幽门梗阻多由十二指肠溃疡或幽门管溃疡引起。溃疡急性发作时炎症水肿可引起暂时性梗阻，慢性溃疡愈合后形成瘢痕可致永久性梗阻。一般表现为上腹胀痛，餐后明显，频繁大量呕吐，呕吐物含酸腐味宿食，严重呕吐可致脱水和低氯低钾性碱中毒，常继发营养不良和体重减轻。上腹部空腹振水音、胃蠕动波及插胃管抽液量超过 200 mL 是幽门梗阻的特征性表现。

（4）癌变：少数胃溃疡可发生癌变。对有长期胃溃疡病史、年龄在 45 岁以上、胃溃疡上腹痛的节律性消失、症状顽固且经严格内科治疗无效、粪便隐血试验持续阳性者，应考虑癌变，需进一步检查和定期随访。

（二）心理 – 社会状况

由于本病病程长、周期性发作和节律性腹痛，会使患者产生紧张、焦虑或抑郁等情绪，当并发出血、穿孔或癌变时，易产生恐惧心理。

三、护理诊断

（1）疼痛：腹痛与胃酸刺激溃疡面、引起化学性炎症或并发穿孔等有关。

（2）营养失调：与疼痛所致摄食减少或频繁呕吐有关。

（3）焦虑：与溃疡反复发作、迁延不愈或出现并发症使病情加重有关。

（4）潜在并发症：如上消化道出血、穿孔、幽门梗阻、癌变。

（5）知识缺乏：与缺乏溃疡病防治知识有关。

四、治疗要点

本病的治疗目的是消除病因、控制症状、促进溃疡愈合、防止复发和防治并发症。

（一）一般治疗

注意休息，劳逸结合，饮食规律，戒烟、酒，消除紧张、焦虑情绪，停用或慎用非甾体类抗炎药等。

（二）药物治疗

1. 抑制胃酸药物

有碱性抗酸药和抑制胃酸分泌药两大类。

（1）碱性抗酸药：如氢氧化铝、铝碳酸镁及其复方制剂等，能中和胃酸，缓解疼痛，因其疗效差，不良反应较多，现很少应用。

（2）抑制胃酸分泌的药物：①H_2受体拮抗药：是目前临床使用最为广泛的抑制胃酸分泌、治疗消化性溃疡的药物，常用药物有西咪替丁、雷尼替丁和法莫替丁等，一般 4～6 周为 1 个疗程。②质子泵抑制药：是目前作用最强的抑制胃酸分泌药，其解除溃疡疼痛、促进溃疡愈合的效果优于 H_2 受体拮抗药，且能抑制幽门螺杆菌的生长，常用药物有奥美拉唑、兰索拉唑和泮托拉唑等，一般 6～8 周为 1 个疗程。

2. 保护胃黏膜药物

常用硫糖铝、枸橼酸铋钾和米索前列醇。

3. 根除幽门螺杆菌药物

对于有幽门螺杆菌感染的消化性溃疡，无论初发或复发、活动或静止、有无并发症，均应予以根除幽门螺杆菌治疗。

（三）手术治疗

对于大量出血经内科治疗无效、急性穿孔、瘢痕性幽门梗阻、胃溃疡有癌变、正规内科治疗无效的顽固性溃疡者，可选择手术治疗。

五、护理措施

（一）病情观察

密切观察患者腹痛的规律和特点，与进食、服药的关系，呕吐物及粪便的颜色和性状；监测患者生命体征及腹部体征的变化；观察患者有无出血、穿孔、幽门梗阻和癌变征象，一旦发现及时通知医师，并配合做好各项护理工作。

（二）生活护理

（1）适当休息：溃疡活动期且症状较重或有并发症者，应适当休息。

（2）饮食护理：基本要求同慢性胃炎。指导患者进餐定时定量、少食多餐、细嚼慢咽。选择营养丰富、易消化、低脂、适量蛋白质的食物，如脱脂牛奶、鸡蛋和鱼等；主食以面食为主，因其柔软、含碱且易消化，不习惯面食则以软米饭或米粥代替；避免辛辣、油炸、过酸、过咸食物及浓茶、咖啡等刺激性食物和饮料，以减少胃酸分泌。

（三）药物治疗的护理

严格遵医嘱用药，注意观察药物的疗效及不良反应，并告知患者用药的注意事项。

（1）碱性抗酸药：应在饭后 1 h 和睡前服用，避免与奶制品、酸性食物及饮料同服。氢氧化铝凝胶能阻碍磷的吸收，引起磷缺乏症，长期大量服用还可引起严重便秘；服用镁制剂可引起腹泻。

（2）H_2 受体拮抗药：应在餐中或餐后即刻服用，也可将一日的剂量在睡前顿服，若与抗酸药联用时，两药应间隔1h以上。静脉给药时要注意控制速度，避免低血压和心律失常的发生。长期大量应用西咪替丁可出现男性乳房肿胀、女性溢乳、性欲减退、腹泻、眩晕、头痛、肌肉痉挛或肌痛、皮疹、脱发等症状，偶见粒细胞减少、精神错乱等。

（3）质子泵抑制药：奥美拉唑可引起头晕，应嘱患者用药期间避免开车或从事注意力高度集中的工作。兰索拉唑的不良反应有荨麻疹、皮疹、瘙痒、头痛、口干、肝功能异常等，严重时应及时停药。泮托拉唑的不良反应较少，偶有头痛和腹泻。

（4）保护胃黏膜药物：硫糖铝片应在餐前1h服用，可有便秘、口干、皮疹、眩晕、嗜睡等不良反应。米索前列醇可引起子宫收缩，孕妇禁用。

（5）根除幽门螺杆菌药物：应在餐后服用抗生素，尽量减少对胃黏膜的刺激，服药要定时定量，以达到根除幽门螺杆菌的目的。

（四）心理护理

正确评估患者及其家属的心理反应。告知患者及其家属，经过正规治疗和积极预防，溃疡是可以痊愈的；并说明不良情绪会诱发和加重病情，使患者树立信心，消除紧张、恐惧心理。指导患者心理放松，转移注意力，保持乐观的情绪。

六、健康指导

（1）疾病知识指导：向患者及其家属介绍导致溃疡发生及加重的相关因素。指导患者生活规律，保持乐观的心态，保证充足的睡眠和休息，适当锻炼，提高机体抵抗力；建立合理的饮食习惯和结构，戒除烟酒，避免摄入刺激性食物。

（2）用药指导：指导患者严格遵医嘱正确服药，学会观察药物疗效和不良反应，不可擅自停药或减量，以避免溃疡复发；忌用或慎用对胃黏膜有损害的药物，如阿司匹林、咖啡因、糖皮质激素等；若用药后腹痛节律改变或出现并发症应及时就医。

第五章　神经内科常见病护理

第一节　脑梗死护理

脑梗死又称缺血性脑卒中，是指由于脑供血障碍引起脑缺血、缺氧，使局部脑组织发生不可逆性损害，导致脑组织缺血、缺氧性坏死。临床常按发病机制，将脑梗死分为脑血栓、脑栓塞、脑分水岭梗死、脑腔隙性梗死等。下面重点介绍脑血栓和脑栓塞。

一、脑血栓护理

脑血栓，又称为动脉粥样硬化血栓形成性脑梗死，为脑梗死中最常见的类型，是指由于脑动脉粥样硬化等原因导致动脉管腔狭窄、闭塞或血栓形成，引起急性脑血流中断，脑组织缺血、缺氧、软化、坏死。

（一）病因病机

脑血栓最常见的病因是动脉粥样硬化，其次为高血压、糖尿病、高血脂等，血黏度增高、血液高凝状态也可以是脑血栓形成的原因。神经细胞在完全缺血、缺氧后十几秒即出现电位变化，随后大脑皮质、小脑、延髓的生物电活动也相继消失。脑动脉血流持续中断 5 min，神经细胞就会发生不可逆性损害，出现脑梗死。急性脑梗死病灶由缺血中心区及其周围的缺血半暗带组成。其中，缺血中心区由于严重缺血、细胞能量衰竭而发生不可逆性损害；缺血半暗带由于局部脑组织还存在大动脉残留血液和（或）侧支循环，缺血程度较轻，仅功能缺损，具有可逆性，故在治疗和神经功能恢复上具有重要作用。

（二）临床表现

1. 一般表现

脑血栓好发于中老年人，多数患者有脑血管病的危险因素，如冠心病、高血压、糖尿病、血脂异常等。部分患者有前驱症状，如肢体麻木、头痛、眩晕、短暂性脑缺血（TIA）反复发作等。多在安静状态下或睡眠中起病，如晨起时发现半身不遂。症状和体征多在数小时至 1～2 天达高峰。患者一般意识清醒，但当发生基底动脉血栓或大面积脑梗死时，病情严重者可出现意识障碍，甚至有脑疝形成，最终导致死亡。临床症状复杂多样，取决于病变部位、血栓形成速度及大小、侧支循环状况等，可表现为运动障碍、感觉障碍、语言障碍、视觉障碍等。

2. 颈内动脉系统受累

可出现三偏征（对侧偏瘫、偏身感觉障碍、同向性偏盲），优势半球受累可有失语，非优势半球病变可有体像障碍；还可出现中枢性面瘫、尿潴留或尿失禁。

3. 椎 - 基底动脉系统受累

常出现眩晕、眼球震颤、复视、交叉性瘫痪、构音障碍、吞咽困难、共济失调等，还可出现延髓背外侧综合征、闭锁综合征等各种临床综合征。如基底动脉主干严重闭塞导致脑桥广泛梗死，可表现为四肢瘫、双侧瞳孔缩小、意识障碍、高热，常迅速死亡。

（三）辅助检查

（1）头颅 CT：发病 24 h 内图像多无改变，24 h 后梗死区出现低密度灶。对超早期缺血性病变、脑干、小脑梗死及小灶梗死显示不佳。

（2）头颅 MRI：发病数小时后，即可显示 T_1 低信号、T_2 长信号的病变区域。与 CT 相比，还可以发现脑干、小脑梗死及小灶梗死。功能性 MRI［弥散加权成像（DWI）及灌注加权成像（PWI）］可更早发现梗死灶，为超早期溶栓治疗提供科学依据。目前认为弥散 - 灌注不匹配区域为半暗带。

（3）脑血管造影（DSA）、磁共振血管成像（MRA）、CT 血管成像（CTA）、血管彩超及经颅多普勒超声等检查，有助于发现血管狭窄、闭塞、痉挛等情况。

（4）血液化验、心电图及经食管超声心动图等常规检查，有助于发现病因和危险因素。

（5）脑脊液检查一般正常。大面积脑梗死时，脑脊液压力可升高，细胞数和蛋白可增加；出血性梗死时可见红细胞。目前由于头颅 CT 等手段的广泛应用，脑脊液已不再作为脑卒中的常规检查。

（四）诊断要点

中老年患者，有动脉粥样硬化等危险因素，病前可有反复的 TIA 发作。一般安静状态下起病，出现局灶性神经功能缺损，数小时至 1～2 天内达高峰。头颅 CT 在 24～48 h 内出现低密度灶。一般意识清醒，脑脊液正常。

（五）治疗要点

1. 急性期治疗

应重视超早期（发病 6 h 以内）和急性期的处理，溶解血栓和脑保护治疗最为关键。但当出血性脑梗死时，禁忌溶栓、抗凝、抗血小板治疗。

（1）一般治疗：①早期卧床休息，保证营养供给，保持呼吸道通畅，维持水、电解质平衡，防治肺炎、尿路感染、压疮、深静脉血栓、上消化道出血等并发症。②调控血压：急性期患者会出现不同程度的血压升高，处理方式取决于血压升高的程度和患者的整体状况。但血压过低对脑梗死不利，会加重脑缺血。当收缩压低于 24 kPa（180 mmHg）或舒张压低于 14.67 kPa（110 mmHg）时，可不需降压治疗。但以下情况应当平稳降压：收缩压大于 29.33 kPa（220 mmHg）或舒张压大于 16 kPa（120 mmHg），梗死后出血，合并心肌缺血、心衰、肾衰和高血压脑病等。

（2）超早期溶栓：目的是通过溶栓使闭塞的动脉恢复血液供应，挽救缺血半暗带的脑组织，防止发生不可逆性损伤。治疗的时机是影响疗效的关键，多在发病 6 h 内进行，并应严格掌握禁忌证：①有明显出血倾向者。②近期有脑出血、心肌梗死、大型手术病史者。③血压高于 24/14.67 kPa（180/110 mmHg）。④有严重的心、肝、肾功能障碍者。溶栓的并发症可能有梗死后出血、身体其他部位出血、溶栓后再灌注损伤、脑组织水肿、溶栓后再闭塞。

（3）抗血小板、抗凝治疗：阻止血栓的进展，防止脑卒中复发，改善患者预后。主要应用阿司匹林 50 ～ 150 mg/d 或氯吡格雷（波立维）75 mg/d。

（4）降纤治疗：降解血中纤维蛋白原，增强纤溶系统活性，抑制血栓形成。主要药物有巴曲酶、降纤酶、安克洛酶和蚓激酶。

（5）抗凝治疗：急性期抗凝治疗虽已广泛应用多年，但一直存在争议。常用普通肝素及低分子量肝素等。

（6）脑保护剂：如胞磷胆碱、钙拮抗剂、自由基清除剂、亚低温治疗等。

（7）脱水降颅压：大面积脑梗死时，脑水肿严重，颅内压会明显升高，应进行脱水降颅压治疗。常用药物有甘露醇、呋塞米、甘油果糖等。

（8）介入治疗：包括颅内外血管经皮腔内血管成形术及血管内支架置入术等。

2. 恢复期治疗

（1）康复治疗：患者意识清醒、生命体征平稳、病情不再进展 48 h 后，即可进行系统康复治疗，包括运动、语言、认知、心理、职业与社会康复等内容。

（2）二级预防：积极寻找脑血管病的危险因素，适当应用抗血小板聚集药物，降低脑卒中复发的危险性。

（六）护理评估

1. 病史评估

（1）病因和危险因素：了解患者有无颈动脉狭窄、高血压、糖尿病、高脂血症、TIA 病史；有无脑血管疾病的家族史，有无长期高盐、高脂饮食和烟酒嗜好；是否进行体育锻炼等。详细询问 TIA 发作的频率与表现形式，是否进行正规、系统的治疗；是否遵医嘱正确服用降压、降糖、降脂、抗凝及抗血小板聚集药物，治疗效果及目前用药情况等。

（2）起病情况和临床表现：了解患者发病的时间、急缓及发病时所处状态，有无头晕、肢体麻木等前驱症状；是否存在肢体瘫痪、失语、感觉和吞咽障碍等局灶定位症状和体征；有无剧烈头痛、喷射性呕吐、意识障碍等全脑症状和体征及其严重程度。

2. 心理 - 社会状况评估

观察患者是否存在因疾病所致焦虑等心理问题；了解患者及其家属对疾病发生的相关因素、治疗和护理方法、预后、如何预防复发等知识的认知程度；患者家庭条件与经济状况及家属对患者的关心和支持度。

3. 身体评估

（1）生命体征：监测血压、脉搏、呼吸、体温。大脑半球大面积脑梗死患者因脑水肿导致高颅压，可出现血压和体温升高、脉搏和呼吸减慢等生命体征异常。

（2）意识状态：有无意识障碍及其类型和严重程度。脑血栓形成患者多无意识障碍，如发病时或发病后很快出现意识障碍，应考虑椎 - 基底动脉系统梗死或大脑半球大面积梗死。

（3）头颈部检查：双侧瞳孔大小、是否等大及对光反射是否正常；视野有无缺损；有无眼球震颤、运动受限及眼睑闭合障碍；有无面部表情异常、口角㖞斜和鼻唇沟变浅；有无听力下降或耳鸣；有无饮水呛咳、吞咽困难或咀嚼无力；有无失语及其类型；颈动脉搏动强度、有无杂音。

（4）四肢脊柱检查：有无肢体运动和感觉障碍；有无步态不稳或不自主运动；四肢肌力、肌张力如何，有无肌萎缩或关节活动受限；皮肤有无水肿、多汗、脱屑或破损；括约肌功能有无障碍。大脑前动脉血栓形成可引起对侧下肢瘫痪，颈动脉系统血栓形成主要表现为病变对侧肢体瘫痪或感觉障碍。如为大脑中动脉血栓形成，瘫痪和感觉障碍限于面部和上肢；后循环血栓形成可表现为小脑功能障碍。

4. 辅助检查

（1）血液检查：血糖、血脂、血液流变学和凝血功能是否正常。

（2）影像学检查：头部 CT 和 MRI 有无异常及其出现时间和表现形式；DSA 和 MRA 是否显示有血管狭窄、闭塞、动脉瘤和动静脉畸形等。

（3）TCD：有无血管狭窄、闭塞、痉挛或侧支循环建立情况。

（七）护理诊断

（1）躯体活动障碍：与运动中枢损害致肢体瘫痪有关。

（2）语言沟通障碍：与语言中枢损害有关。

（3）吞咽障碍与意识障碍：与延髓麻痹有关。

（八）护理措施

1. 加强基础护理

保持环境安静、舒适。加强巡视，及时满足日常生活需求。指导和协助患者洗漱、进食、如厕或使用便器、更衣及沐浴等；更衣时注意先穿患侧、先脱健侧。做好皮肤护理，帮助患者每 2 h 翻身一次；瘫痪一侧受压时间间隔应更短，保持床单位整洁，防止压疮和尿路感染。做好口腔护理，防止肺部感染。

2. 饮食护理

根据患者具体情况，给予低盐、低脂、糖尿病饮食。吞咽困难、饮水呛咳者，进食前应注意休息。稀薄液体容易导致误吸，故可给予软食、糊状的黏稠食物，放在舌根处喂食。为预防食管反流，进食后应保持坐立位半小时以上。有营养障碍者，必要时可给予鼻饲。

3. 药物护理

使用溶栓、抗凝药物时应严格注意药物剂量，监测凝血功能，注意有无出血倾向等不良反应；口服阿司匹林者应注意有无黑便情况；应用甘露醇时警惕肾脏损害；使用血管扩张药尤其是尼莫地平时，应监测血压变化。同时，应积极治疗原发病，如冠心病、高血压、糖尿病等，尤其要重视对 TIA 的处理。

4. 康复护理

康复应与治疗并进，目标是减轻脑卒中引起的功能障碍，提高患者的生活质量。在急性期，康复主要是抑制异常的原始反射活动，重建正常运动模式，其次才是加强肌肉力量的训练。

（1）指导体位正确摆放：上肢应注意肩外展、肘伸直、腕背伸、手指伸展；下肢应注意用沙袋抵住大腿外侧以免髋外展、外旋，膝关节稍屈曲，足背屈与小腿成直角。可交替采用患侧卧位、健侧卧位、仰卧位。

（2）保持关节处于功能位置，加强关节被动和主动活动，防止关节挛缩变形而影响正常功能。注意先活动大关节，后活动小关节。在无疼痛状况下，应进行关节最大活动范围的运动。

（3）指导患者床上翻身、移动、桥式运动的技巧，训练患者的平衡和协调能力，以及进行自理活动和患肢锻炼的方法，并教会家属如何配合协助患者。

（4）康复过程中要注意因人而异、循序渐进的原则，逐渐增加肢体活动量，并预防废用综合征和误用综合征。

5. 安全护理

为患者提供安全的环境，床边要有护栏；走廊、厕所要装扶手；地面要保持平整干燥，防湿、防滑，去除门槛或其他障碍物。呼叫器应放于床头患者触手可及处；穿着防滑的软橡胶底鞋；护理人员行走时不要在其身旁擦过或在其面前穿过，同时避免突然呼唤患者，以免分散其注意力；行走不稳或步态不稳者，可选用三脚手杖等合适的辅助工具，并保证有人陪伴，防止摔倒受伤。夜间起床时要注意 3 个半分钟，即"平躺半分钟、床上静坐半分钟、双腿下垂床沿静坐半分钟"，再下床活动。

6. 心理护理

脑血栓形成的患者，因偏瘫致生活不能自理、病情恢复较慢、后遗症较多等问题，常易产生自卑、消极、急躁等心理。护理人员应主动关心和了解患者的感受，鼓励患者做力所能及的事情，并组织病友之间进行交流，使之积极配合治疗和康复。

（九）护理评价

（1）患者掌握肢体功能锻炼的方法并在医护人员和家属协助下主动活动，肌力增强，生活自理能力提高，无压疮和坠积性肺炎等并发症。

（2）能通过非语言沟通表达自己的需求，主动进行语言康复训练，语言表达能力增强。

（3）掌握正确的进食或鼻饲方法，吞咽功能逐渐恢复，未发生营养不良、误吸、窒息等并发症。

（十）健康指导

1. 疾病预防指导

对有发病危险因素或病史者，指导进食高蛋白、高维生素、低盐、低脂、低热量清淡饮食，多食新鲜蔬菜、水果、谷类、鱼类和豆类，保持能量供需平衡，戒烟、限酒；应遵医嘱规范用药，控制血压、血糖、血脂和抗血小板聚集；告知改变不良生活方式，坚持每天进行 30 min 以上的慢跑、散步等运动，合理休息和娱乐；对有 TIA 发作史的患者，指导在改变体位时应缓慢，避免突然转动颈部；洗澡时间不宜过长，水温不宜过高；外出时有人陪伴，气候变化时注意保暖，防止感冒。

2. 疾病知识指导

告知患者及其家属疾病发生的基本病因和主要危险因素、早期症状和及时就诊的指征；指导患者遵医嘱正确服用降压、降糖和降脂药物，定期复查。

3. 康复指导

告知患者及其家属康复治疗的知识和功能锻炼的方法，帮助分析和消除不利于疾病康复的因素；落实康复计划，并与康复治疗师保持联系，以便根据康复情况及时调整康复训练方案。

吞咽障碍的康复方法包括：①唇、舌、颜面肌和颈部屈肌的主动运动和肌力训练：先进食糊状或胶冻状食物，少量多餐，逐步过渡到普通食物；进食时取坐位，颈部稍前屈（易引起咽反射）。②软腭刺激：咽下食物练习呼气或咳嗽（预防误咽）。③构音器官的运动训练（有助于改善吞咽功能）。

4. 鼓励生活自理

鼓励患者从事力所能及的家务劳动，日常生活不过度依赖他人；告知患者及其家属功能恢复需经历的过程，使患者及其家属克服急于求成的心理，做到坚持锻炼，循序渐进。嘱家属在物质和精神上对患者提供帮助和支持，使患者体会到来自多方面的温暖，树立战胜疾病的信心；同时，也要避免患者产生依赖心理，增强自我照顾能力。

二、脑栓塞护理

脑栓塞是指血液中的各种栓子随血液流入脑动脉而阻塞血管，引起相应供血区脑组织缺血性坏死，导致局灶性神经功能缺损。

（一）病因病机

脑栓塞按栓子来源分为三类。

（1）心源性栓子：心源性栓子为脑栓塞最常见病因，约占95%。引起脑栓塞的心脏疾病有房颤、风湿性心脏病、心肌梗死、心肌病、感染性心内膜炎、先天性心脏病、心脏手术等，其中房颤是引起心源性脑栓塞最常见的原因。

（2）非心源性栓子：可见于主动脉弓和颅外动脉的粥样硬化斑块及附壁血栓的脱落，还可见脂肪滴、空气、寄生虫卵、肿瘤细胞等栓子或脓栓。

（3）来源不明：手术病例，利用现有检查手段和方法查不到栓子来源。

（二）临床表现

任何年龄均可发病，风湿性心脏病、先天性心脏病等以中、青年为主，冠心病及大动脉病变以老年为主。一般无明显诱因，也很少有前驱症状。脑栓塞是起病速度最快的脑卒中类型，症状常在数秒或数分钟内达高峰，多为完全性卒中。起病后多数患者有意识障碍，但持续时间常较短。临床症状取决于栓塞部位、大小及侧支循环的建立情况，表现为局灶性神经功能缺损。发生在颈内动脉系统的脑栓塞约占80%。脑栓塞发生出血性梗死的机会较脑血栓形成多见。

（三）辅助检查

（1）头颅CT、MRI：可显示脑栓塞的部位和范围。

（2）常规进行超声心动图、心电图、胸部X线片等检查，以确定栓子来源。

（3）脑血管造影、MRA、CTA、血管彩超、经颅多普勒超声等检查，有助于发现颅内外动脉的狭窄程度和动脉斑块。

（4）脑脊液检查：压力正常或升高，蛋白质常升高。感染性栓塞时白细胞增加；出血性栓塞时可见红细胞。

（四）诊断要点

任何年龄均可发病，以青壮年较多见；病前有房颤、风湿性心脏病、动脉粥样硬化等病史；突发偏瘫、失语等局灶性神经功能缺损症状，数秒或数分钟内症状达高峰；头颅CT、MRI等有助于明确诊断。

（五）治疗要点

1. 脑部病变的治疗

与脑血栓形成的治疗大致相同。尤其主张抗凝、抗血小板聚集治疗，防止形成新的血栓，预防复发。但出血性梗死、感染性栓塞时，应禁用溶栓、抗血小板、抗凝治疗。

2. 原发病治疗

目的是根除栓子来源，防止复发。如心源性脑栓塞容易再发，急性期应卧床休息数周，避免活动，并积极治疗房颤等原发心脏疾病。为感染性栓塞时，应积极应用抗生素。脂肪栓塞时可用 5% 碳酸氢钠等脂溶剂。

（六）护理评估/诊断/措施

参见本节"脑血栓"相应部分。

（七）健康指导

告知患者及其家属本病的常见病因和控制原发病的重要性；指导患者遵医嘱长期抗凝治疗，预防复发；在抗凝治疗期间定期门诊复诊，监测凝血功能，及时在医护人员指导下调整药物剂量。其他详见本节"脑血栓"下"健康指导"部分。

第二节　急性脊髓炎护理

急性脊髓炎指脊髓白质脱髓鞘或坏死所致的急性脊髓横贯性损害。常在感染后或疫苗接种后发病，以脊髓病损水平以下肢体瘫痪、感觉缺失和自主神经功能障碍为临床特征。

一、病因病机

本病确切的病因未明，多数为病毒感染或接种疫苗后引起的机体自身免疫反应所致。

二、临床表现

（一）症状与体征

（1）前驱症状：病前 1～2 周多有上呼吸道感染、腹泻或疫苗接种史；受凉、过劳、外伤等常为发病诱因；双下肢麻木、无力为首发症状。

（2）运动障碍：常累及胸髓；早期呈脊髓休克，表现为损害平面以下弛缓性瘫痪，腱反射消失，肌张力低，病理反射不能引出和尿潴留。一般持续 2～6 周后逐渐转为上运动神经元性瘫痪，表现为腱反射亢进、肌张力增高、病理反射阳性等。肌力恢复常自远端开始。

（3）感觉障碍：病变以下所有感觉缺失（传导束型感觉障碍）；由于受累脊髓的肿胀和脊膜受牵拉，常出现病变部位有背痛、病变节段束带感。随着病情恢复，感觉障碍平面也逐渐下降。

（4）自主神经功能障碍：大、小便潴留，膀胱无充盈感，呈无张力性膀胱；当膀胱充盈过度时，可出现充盈性尿失禁。病变水平以下皮肤无汗或多汗，皮肤脱屑或水肿，指甲松脆等。

（二）并发症

本病通常 3～6 个月可基本恢复，若治疗护理不当可并发压疮、感染而出现后遗症，如上升性脊髓炎可出现吞咽困难、构音障碍、呼吸肌麻痹，甚至死亡。

三、辅助检查

（1）腰椎穿刺检查：脑脊液白细胞和蛋白含量轻度增高；少数脊髓水肿严重者，脊髓腔可出现不完全梗阻。

（2）血常规：白细胞稍增高。

（3）影像学检查：脊髓造影或 MRI 可见病变部位脊髓肿胀及异常信号等改变。

（4）电生理检查：下肢体感诱发电位波幅明显降低；运动诱发电位异常；EMG 呈失神经改变。

四、诊断要点

（1）急性起病，病前常有发热、全身不适或上呼吸道感染病史。

（2）常累及胸髓，病变水平以下运动、感觉和自主神经功能障碍。

（3）脑脊液白细胞和蛋白含量轻度增高。

（4）MRI 可见病变部位脊髓肿胀及异常信号。

五、治疗要点

急性脊髓炎的治疗原则为减轻症状、防治并发症、加强功能训练、促进康复。

1.药物治疗

急性期药物治疗以糖皮质激素为主，可减轻脊髓水肿，控制病情发展；维生素 B 族药物有助于神经功能的恢复；适当的抗生素可预防感染。

2.康复治疗

早期宜进行被动活动、按摩、针灸、理疗等康复治疗。部分肌力恢复时，应鼓励主动活动。

六、护理评估

（1）健康史：询问起病情况、病程与进展；以往健康状况，病前有无发热或呼吸道感染病史；有无过劳、外伤及受凉，是否治疗和治疗效果。

（2）身体状况：检查四肢肌力和肌张力；评估感觉障碍平面及类型；询问有无大小便障碍、肢体或躯干的无汗或少汗、皮肤脱屑和水肿、指甲松脆和掌指角化等；监测生命体征有无变化；观察有无吞咽困难、构音障碍和呼吸肌麻痹。

（3）心理 – 社会因素：突然瘫痪，丧失劳动能力，会让患者及其家属非常焦虑，应注意观察和评估患者有无紧张情绪和异常心理反应。

（4）实验室及其他检查：脑脊液、EMG、EP 和 MRI 检查有无异常。

七、护理诊断

（1）躯体运动障碍：与脊髓病变所致截瘫有关。

（2）排尿异常：与脊髓损害所致自主神经功能障碍有关。

八、护理措施

（一）一般护理

卧气垫床或按摩床；给予高蛋白、高维生素且易消化的饮食，多吃瘦肉、豆制品、新鲜蔬菜、水果和含纤维素多的食物，供给足够的热量与水分，以刺激肠蠕动，减轻便秘和肠胀气。

（二）对症护理

对于排尿困难或尿潴留的患者可给予膀胱区按摩、热敷或进行针灸、穴位封闭等治疗，促使膀胱肌收缩、排尿。尿失禁的患者容易造成尿床和骶尾部压疮，应保持床单整洁、干燥、勤换、勤洗，保护会阴部和臀部皮肤免受尿液刺激，必要时行体外接尿或留置导尿管。便秘者给予缓泻药，必要时灌肠。

（三）留置尿管的护理

（1）严格无菌操作，定期更换尿管和无菌接尿袋，每天进行尿道口的清洗、消毒。

（2）观察尿的颜色、性质与量，注意有无血尿、脓尿或结晶尿。

（3）每 4 h 开放尿管 1 次，以训练膀胱充盈与收缩功能。

（4）鼓励多喝水，2500 ～ 3000 mL/d，以稀释尿液，促进代谢产物的排泄。

九、护理评价

（1）瘫痪肢体肌力是否逐渐恢复，躯体活动能力是否逐渐增强。

（2）能否掌握留置尿管的相关知识，是否发生肢体失用、尿路感染、压疮等并发症。

十、健康指导

1. 饮食指导

加强营养，多食瘦肉、鱼、豆制品、新鲜蔬菜、水果等高蛋白、高纤维素的食物，保持大便通畅。

2. 日常生活指导

本病恢复时间长，卧床期间应定时翻身，预防压疮；肌力开始恢复后应加强肢体的被动与主动运动，鼓励进行日常生活动作训练，做力所能及的家务和劳动；患者运动锻炼时应予以保护，注意劳逸结合，防止受伤；平日注意增强体质，避免受凉、感染等诱因。

3. 预防尿路感染

向患者及其家属讲授留置导尿的相关知识和操作注意事项，告知膀胱充盈的指征与尿道感染的相关表现。避免集尿袋接头的反复打开，防止逆行感染；清洁尿道口，保持会阴部卫生；夹闭尿管、定时开放；鼓励多喝水，以达到促进代谢产物排泄、自动冲洗膀胱的目的。如患者发现尿液引流量明显减少或无尿、下腹部膨隆，小便呈红色或浑浊时应及时就诊。

第三节 蛛网膜下腔出血护理

蛛网膜下腔出血指脑底部或脑表面的血管破裂，血液直接流入蛛网膜下腔，又称自发性蛛网膜下腔出血，以先天性脑动脉瘤为多见。由脑实质内或脑外伤出血破入脑室系统或蛛网膜下腔者，称继发性蛛网膜下腔出血。故本病为多种病因引起的临床综合征。

一、病因病机

（一）病因

蛛网膜下腔出血最常见的病因为先天性动脉瘤，其次为动静脉畸形和脑动脉硬化性动脉瘤，还有各种感染所引起的脑动脉炎、脑肿瘤、血液病、胶原系统疾病、抗凝治疗并发症等。部分病例病因未明。颅内动脉瘤多为单发，多发者仅占15%。好发于脑基底动脉环交叉处。脑血管畸形多见于天幕上脑凸面或中深部，脑动脉硬化性动脉瘤则多见于脑底部。动脉瘤破裂处脑实质破坏并继发脑血肿、脑水肿。镜下可见动脉变性、纤维增生和坏死。

（二）发病机制

由于先天性及病理性血管的管壁薄弱，导致内弹力层和肌层纤维的中断；有的血管发育不全及变性，尤其在血管分叉处往往承受压力大，在血流冲击下血管易自行破裂，或当血压增高时被冲裂而出血。此外，由于血液的直接刺激，或血细胞破坏释放大量促血管痉挛物质（去甲肾上腺素等），使脑动脉痉挛；如果出血量大将会引起严重颅内压增高，甚至脑疝。

二、临床表现

在活动状态下急性起病，任何年龄段均可发病，以青壮年居多，其临床特点如下。

（1）头痛：患者突感头部剧痛难忍，如爆炸样疼痛，先由某一局部开始，继而转向全头剧痛，这往往指向血管破裂部位。

（2）呕吐：呕吐常并发于头痛后，患者反复呕吐，多呈喷射性。

（3）意识障碍：患者可出现烦躁不安、躁动不宁、谵妄及胡言乱语，意识模糊，甚至昏迷或抽搐，大小便失禁。

（4）脑膜刺激征：脑膜刺激征为常见且具有诊断意义的体征。在起病早期或深昏迷状态下可能缺如，应注意密切观察病情变化。

（5）其他：定位体征往往不明显，绝大部分患者无偏瘫，但有的可出现附加症状，如低热、腰背痛、腹痛、下肢痛等。如脑血管畸形常因病变部位不同，而表现为不同的局灶性体征。如因脑动脉瘤破裂引起，多位于脑底大脑动脉环，其临床表现为：①后交通动脉常伴有第Ⅲ脑神经麻痹。②前交通动脉可伴有额叶功能障碍。③大脑中动脉可伴有偏瘫或失语。④颈内动脉可伴有一过性失明，轻偏瘫或无任何症状。

三、辅助检查

（1）腰椎穿刺：出血后 2 h 内脑脊液压力增高，外观呈均匀，血性且不凝固，此检查具有诊断价值。3～4 日内出现脑脊液黄变，一般持续 3～4 周。

（2）心电图：心电图可显示心肌缺血缺氧性损伤、房室传导阻滞、房颤等改变。

（3）脑血管造影或数字减影：脑血管造影或数字减影以显示有无脑动脉瘤或血管畸形，并进一步了解动脉瘤的部位、大小或血管畸形的供血情况，以利手术治疗。

（4）CT 扫描：CT 平扫时可见出血部位、血肿大小及积血范围（脑基底池、外侧裂池、脑穹隆面、脑室等）。增强扫描可发现动脉瘤或血管畸形。

（5）经颅多普勒超声检查：此检查对脑血流状况可做出诊断，并为手术适应证提供客观指标。

四、诊断要点

（1）病史：各年龄段均可发病，以青壮年居多，青少年以先天性动脉瘤为多，中老年以动脉硬化性动脉瘤出血为多。既往可有头痛史及原发病史。

（2）诱因：可有用力排便、咳嗽、情绪激动、过劳、兴奋紧张等。

（3）临床征象：急性起病，以剧烈头痛、呕吐，脑膜刺激征阳性，绝大部分患者无偏瘫，腰椎穿刺为血性脑脊液即可确诊。但脑动脉瘤和脑血管畸形主要靠脑血管造影或数字减影来判断病变部位、性质及范围。

五、治疗要点

总的治疗原则为控制脑水肿，预防再出血及脑血管痉挛、脑室积水的产生，同时积极进行病因治疗。急性期以内科治疗为主。

（1）保持安静，头部冷敷，绝对卧床 4～6 周，烦躁时可选用镇静剂。保持大便通畅，避免用力排便、咳嗽、情绪激动等引起颅内压增高的因素。

（2）减轻脑水肿，降低颅内压，仍是治疗急性出血性脑血管病的关键。发病 2～4 h 内脑水肿可达高峰，严重者导致脑疝而死亡。

（3）药物治疗：止血剂对蛛网膜下腔出血有一定帮助。①6- 氨基己酸（EACA）：18～24 g 加入 5%～10% 葡萄糖液 500～1000 mL 内静脉滴注，1～2 次/天，连续使用 7～14 天或口服 6～8 g/d，3 周为 1 个疗程。但肾功能障碍应慎用。②抗血纤溶芳酸（PAMBA）：可控制纤维蛋白酶的形成。每次 500～1000 mg 溶于 5%～10% 葡萄糖液 500 mL 内，静脉滴注，1～2 次/天，维持 2～3 周，停药采取渐减方式。③其他止血剂：酌情适当相应选用如氨甲环酸（AMCHA）、仙鹤草素溶液、卡巴克络（安络血）、酚磺乙胺（止血敏）及云南白药等。

（4）防治继发性脑血管痉挛：在出血后 96 h 左右开始应用钙通道阻滞剂尼莫地平，首次剂量 0.35 mg/kg，以后按 0.3 mg/kg，每 4 h 1 次，口服，维持 21 天。还可使用前列环素、纳洛酮、血栓素等。

（5）预防再出血：一般首次出血后 2 周内为再出血高峰，3 周后渐少。临床上在 4 周内视为再出血的危险期，故须绝对安静卧床，避免激动、用力咳嗽或打喷嚏，并低盐少渣饮食，保持大便通畅。

（6）手术治疗：一旦明确动脉瘤应争取早期手术根除治疗，可选用瘤壁加固术、瘤颈夹闭术、用微导管血管内瘤体填塞手术等，以防瘤体再次破裂出血。动静脉畸形部位浅表，而不影响神经功能障碍，亦可用电凝治疗或手术切除。如出现脑积水可采用侧脑室分流术。

六、护理诊断

（1）疼痛：与颅内压增高、血液刺激脑膜或继发性脑血管痉挛有关。

（2）恐惧：与剧烈疼痛、担心再次出血有关。

（3）潜在并发症：如再出血、脑疝。

七、护理目标

（1）患者的头痛减轻或消失。

（2）患者未发生严重并发症。

（3）患者的基本生活需要得到满足。

八、护理措施

护理措施与脑出血护理相似，主要是防止再出血。

（1）一般护理：应绝对卧床休息4～6周，抬高床头15°～30°；避免搬动和过早离床活动，保持环境安静，严格限制探视，避免各种刺激。

（2）饮食护理：多食蔬菜、水果，保持大便通畅，避免过度用力排便；避免辛辣刺激性强的食物，戒烟酒。

（3）保持乐观情绪，避免精神刺激和情绪激动，防止咳嗽和打喷嚏；对剧烈头痛和躁动不安者，可应用止痛剂、镇静剂。

（4）密切观察病情，初次发病第2周最易发生再出血。如患者再次出现剧烈头痛、呕吐、昏迷、脑膜刺激征等情况，及时报告医师并处理。

九、护理评价

患者头痛逐渐得到缓解。患者情绪稳定，未发生严重并发症。

第四节　重症肌无力护理

重症肌无力是由乙酰胆碱受体抗体介导、细胞免疫依赖性、补体参与的自身免疫性疾病，病变主要累及神经、肌肉接头处突触后膜上乙酰胆碱受体。临床特征为受累骨骼肌易于疲劳，并在活动后加重，经休息和服用抗胆碱酯酶药物后症状减轻和缓解。

一、病因病机

（一）病因病机

自身免疫性疾病多发生在遗传的基础上，本病发生的原因，多数认为与胸腺的慢性病毒感染有关。遗传为内因，感染可能为主要的外因。正常人体中，乙酰胆碱受体有自然的形成、脱落和代谢过程；这个过程亦可能产生一定的抗体，但由于乙酰胆碱受体脱落与新生乙酰胆碱受体替补的平衡，机体并不发生疾病。第一，在病毒感染的情况下，机体对乙酰胆碱受体脱落的自身代偿能力和耐受力发生了改变，使正常的生理过程过分扩大而产生疾病。第二，病毒表面与乙酰胆碱之间存在的共同抗原——抗病毒抗体的产生，导致交叉免疫反应。第三，病毒感染胸腺，使胸腺中的肌样上皮细胞及其他细胞表面的乙酰胆碱受体致敏，产生抗乙酰胆碱受体抗体。但是这三种因素仅导致一部分人发病，可能与机体的遗传因素有关。

（二）病理表现

肌纤维改变均无特异性，可有局限性炎性改变，肌纤维间小血管周围可见淋巴细胞集结，称为淋巴漏，同时有散在的失神经性肌萎缩。在神经肌肉接头处终板栅变细、水肿和萎缩。电镜下可见突触间隙增宽、皱褶加深、受体变性。胸腺淋巴小结生发中心增生是常见的，部分患者伴发胸腺瘤。

（三）疾病鉴别

重症肌无力不仅损害横纹肌神经 - 肌肉接头处，还累及身体的许多部位，是一个广泛的自身免疫性疾病。其依据有：①癫痫发作和脑电图异常。癫痫的发病率在本病患者中较正常人明显升高，血中既可测出抗肌肉的 AchRab，也可测出抗脑的 AchRab。部分患者脑电图有发作性弥漫性慢波或尖慢波。②睡眠时相障碍。主要表现在快相眼动期异常。③记忆力障碍，可随病情的好转而改善。④精神病学方面障碍。可伴发精神分裂症、情绪异常、情感和个性改变等。⑤锥体束征阳性，随病情好转病理反射也消失。⑥易合并其他自身免疫性疾病，如甲状腺功能亢进等。

二、疾病分类

重症肌无力按改良 Osserman 分型法可分为以下几种类型。

Ⅰ型（眼肌型）：单纯眼外肌受累。

Ⅱa 型（轻度全身型）：四肢肌肉轻度受累，常伴有眼外肌受累，生活能自理。

Ⅱb 型（中度全身型）：四肢肌群中度受累，眼外肌受累，有咀嚼、吞咽及讲话困难，生活自理有一定困难。

Ⅲ型（重度激进型）：急性起病，进展快，多于起病数周或数月内出现延髓麻痹、呼吸麻痹，常有眼外肌受累，生活不能自理。

Ⅳ型（迟发重症型）：多在 2 年内逐渐由Ⅰ、Ⅱa、Ⅱb型发展到延髓麻痹和呼吸麻痹。

Ⅴ型（肌萎缩型）：指重症肌无力患者于起病后半年出现肌萎缩。

三、临床表现

（一）一般表现

女性患者多于男性患者，约 1.5∶1。各年龄段均可发病，但多在 20～40 岁。晚年起病者以男性较多。主要表现为骨骼肌无力，易疲劳，每天的症状都是波动性的，活动后加重，休息后减轻，晨轻暮重。整个病程常常也有波动。疾病早期常可自发缓解，晚期的运动障碍比较严重，休息后也不能完全恢复。最常受累的肌群为眼外肌，表现为眼睑下垂、复视、眼球活动障碍。面部表情肌受累出现表情障碍、苦笑面容、闭眼示齿均无力。咀嚼肌及咽喉肌无力时，表现为咀嚼和吞咽困难、进食呛咳、言语含糊不清、声音嘶哑或带鼻音。四肢肌群尤其近端肌群受累明显，表现为上肢不能持久上抬、梳头困难、走一段路后上楼梯或继续走路有困难。颈肌无力者，头部倾向前坠，经常用手扶托。呼吸肌群受累，早期表现为用力活动后气短，严重时静坐或静卧也觉气短、发绀，甚至出现呼吸麻痹。偶有影响心肌，可引起突然死亡。个别患者伴有癫痫发作、精神障碍、锥体束征，被认为是乙酰胆碱受体抗体作用于中枢神经系统所致。

（二）自主神经症状

重症肌无力患者伴有自主神经症状约占 1%，主要表现：①一侧瞳孔散大。②唾液分泌过剩。③小便潴留或困难。④腹痛、腹泻，均在肌无力症状加重时出现。⑤大便困难。⑥呕吐，可以频繁呕吐为首发症状，继之出现四肢无力。上述症状均在应用皮质类固醇治疗后改善或消失。

（三）短暂新生儿重症肌无力表现

短暂新生儿重症肌无力为一种特殊类型。女性患者，无论病情轻重，所生的婴儿约 10% 有暂时全身软弱、哭声微弱、吸吮无力、上睑下垂，严重者有呼吸困难。经救治后，皆在 1 周后到 3 个月内痊愈，此因患者母体的乙酰胆碱受体抗体经胎盘输入婴儿所致。

（四）重症肌无力危象

重症肌无力危象是指急骤发生呼吸肌严重无力，出现呼吸麻痹，不能维持正常换气功能，并可危及患者生命，是该病死亡的常见原因。危象可分为以下三种。

（1）肌无力危象：为疾病发展的表现，多因感染、分娩、月经、情绪抑郁、漏服或停服抗胆碱酯酶药物，或应用呼吸抑制剂吗啡、神经－肌肉阻断剂如庆大霉素而诱发。有上述诱因者，静脉注射依酚氯铵 2～5 mg，肌无力症状有短暂和明显的好转。

（2）胆碱能危象：为抗胆碱酯酶药物过量，使终板膜电位发生长期去极化，阻断神经－肌肉传导。多在 1 h 内有应用抗胆碱酯酶药物史，除表现肌无力症状外，尚有胆碱能中毒症状，表现为瞳孔缩小、出汗、唾液增多、肌束颤动等胆碱能的 M 样或 N 样症状。

（3）反拗危象：主要见于严重全身型患者，多在胸腺手术后、感染、电解质紊乱或其他不明原因所引起，药物剂量未变，但突然失效。检查无胆碱能不良反应征象，腾喜龙试验无变化。重症肌无力患者仅有上述的肌力障碍。体格检查无其他异常，个别患者可有肌肉萎缩或锥体束征。

四、辅助检查

（一）肌电图检查

（1）重复电刺激试验：对四肢肌肉的支配神经应用低频或高频刺激，都能使动作电位幅度很快地降低 10% 以上者为阳性。

（2）单纤维肌电图：是用特殊的单纤维针电极通过测定"颤抖（Jitter）"研究神经－肌肉接头的功能。重症肌无力的患者颤抖增宽，严重时出现阻滞，是当前诊断重症肌无力最为敏感的电生理手段。检测的阳性率，全身型为 77%～100%，眼肌型为 20%～67%，不仅可作为重症肌无力的诊断，也有助于疗效的判断。

（3）微小终板电位：此电位下降，平均为正常人的 1/5。

（4）终板电位：终板电位降低。

（二）血液检查

血中乙酰胆碱受体抗体阳性，但也有少数患者该抗体检查为阴性。白细胞介素Ⅱ受体（IL-2R）水平明显增高，并可作为疾病活动性的标志，尤以Ⅱb、Ⅲ、Ⅳ型为著。T细胞增殖与疾病程度成正比。活动期患者血清中补体含量减少，且与临床肌无力的严重程度相一致。

（三）免疫病理学检查

诊断有困难的患者，还可做神经-肌肉接头处活检，可见突触后膜皱褶减少、变平坦和其上乙酰胆碱受体数目减少。

（四）胸腺的影像学检查

5%～18%有胸腺肿瘤，70%～80%有胸腺增生，应常规做胸部正、侧位照片或加侧位断层扫描以提高检出率。纵隔CT阳性率可达90%以上。

五、护理诊断

根据临床上好发肌群的无力现象，同时有晨轻暮重、休息后减轻、活动后加重的特点，又没有神经系统其他阳性体征，则可考虑此诊断。对有疑问的病例，可做下列辅助试验。

（一）肌疲劳试验

使可疑病变的肌肉反复地收缩，如连续做举臂、眨眼、闭目动作，则肌无力症状不断加重，而休息后肌力又恢复者为阳性。

（二）药物试验

（1）依酚氯铵试验：静脉注射依酚氯铵2 mg，如无反应，则再静脉注射8 mg，1 min内症状好转为阳性。

（2）新斯的明试验：肌内或皮下注射新斯的明0.5～1 mg，30～60 min内症状减轻或消失为阳性。

（三）鉴别诊断

（1）脑干或脑神经病变：此类疾病无肌疲劳的特点，新斯的明试验阴性，常有瞳孔改变、舌肌萎缩、感觉障碍和锥体束征。

（2）急性感染性多发性神经根神经炎：发病较急，有神经根痛症状、脑脊液蛋白-细胞分离现象、无肌疲劳的特点，新斯的明试验阴性。

（3）突眼性眼肌麻痹：为甲状腺功能亢进的并发症，有甲状腺肿大、突眼、心率加快等症状，可做同位素和甲状腺功能检查以鉴别。

（4）Lambert-Eaton 综合征：又称类重症肌无力，为一组自身免疫性疾病。男性患者多于女性，常见于 50～70 岁，约 2/3 患者伴有癌肿，尤其是小细胞癌。其肌无力主要表现在肢体近端，较少侵犯眼外肌和延髓所支配的肌肉，肌肉活动后也易疲劳，但如继续用力活动数秒，肌力却可获得暂时的改善。肌电图示单个电刺激的动作电位波幅低于正常，而高频电刺激时波幅明显增高。用抗胆碱酯酶药物无效，而切除肿瘤后症状可改善。

六、治疗原则

治疗原则包括以下三点：

（1）提高神经 - 肌肉接头处传导的安全性。主要是应用胆碱酯酶抑制剂，其次是避免用乙酰胆碱产生和（或）释放的抑制剂。首选抗生素为青霉素、氯霉素和先锋霉素等。

（2）免疫治疗。胸腺摘除、胸腺放射治疗和抗胸腺淋巴细胞血清等。肾上腺皮质类固醇、细胞毒性药物、抗淋巴细胞血清的超胸腺免疫抑制疗法。血浆交换和大剂量免疫球蛋白输入。

（3）危象的处理。要根据不同的危象进行救治，并保持呼吸道通畅，积极控制肺部感染，必要时应及时行气管切开，正压辅助呼吸。

七、用药方法

（一）胆碱酯酶抑制剂（CHEI）

CHEI 能抑制胆碱酯酶对乙酰胆碱的降解，使乙酰胆碱增多，肌力获一过性改善，适用于除胆碱能危象以外的所有的重症肌无力患者；长期使用会促进乙酰胆碱受体的破坏，特别在抗乙酰胆碱抗体存在的情况下，这种破坏作用更大，故长期用药弊多利少。晚期重症患者由于乙酰胆碱受体严重破坏，常可出现耐药性。胆碱酯酶抑制剂有毒蕈碱样（M）和烟碱样（N）两方面不良反应。

M- 胆碱系作用：轻者出现腹痛、胀气、腹泻、恶心、呕吐、流涎、肌抽动、瞳孔缩小等，重者可因心搏骤停、血压下降而导致死亡。

N- 胆碱系作用：轻者表现为肌束震颤，重者可因脑内胆碱能神经元持续去极化传导阻滞而表现为不同程度的意识障碍。

1. 溴吡斯的明

起效温和、平稳、作用时间较长（2～8 h）和逐渐减效，口服2 h达高峰，蓄积作用小。对延髓支配的肌肉无力效果较好。用雾化吸入治疗，对吞咽困难有良好疗效且不良反应少。糖衣片60 mg，口服60～180 mg，每日2～4次，病情严重者可酌情加量。婴儿和儿童的剂量为1 mg/kg，每4～6 h一次，实际剂量还可按临床反应来变化。糖浆制剂60 mg/5 mL，易于婴儿和儿童服用。缓释片剂180 mg/片，睡前服为佳，而白天服用易影响吸收率。

不良反应很缓和，一般无须加用阿托品，因其会加强吗啡及其衍生物和巴比妥类药物的作用，合并应用时须注意。个别患者有腹痛不能耐受，可减量或用小剂量阿托品对抗其 M- 胆碱系不良反应。

2. 新斯的明

对肢体无力效果好。甲基硫酸新斯的明溶液稳定性好，供注射，一般用0.5 mg；口服后大部分于肠内被破坏，只有未被破坏的部分才能被吸收，故口服的有效剂量为注射剂量的30倍。常用溴化新斯的明15 mg，溴化新斯的明口服约15 min起效，30～60 min作用达高峰，持续2～6 h，其后迅速消失，故日量及每2次用药的间期需因人而异。日量范围为135～180 mg/d，常用150 mg/d，每日3次至每2 h1次，可在进餐前15～30 min口服15 mg。

若静脉注射新斯的明有时可致严重心动过缓，甚至心搏骤停，应尽量避免静脉滴注。

3. 美斯的明

15 mg/片，作用一般持续4～6 h，不良反应小。

（二）肾上腺皮质激素

免疫抑制主要抑制自体免疫反应，对T细胞抑制作用强，而B细胞抑制作用弱。使Th细胞减少，Ta细胞增多。抑制乙酰胆碱受体抗体合成，使神经－肌肉接头处突触后膜上的乙酰胆碱受体免受或少受自身免疫攻击所造成的破坏。早期使病情加重，其机制可能是对神经－肌肉接头处传递功能的急性抑制，并使血中乙酰胆碱受体抗体增高，如同时配合血浆交换可对抗之。适用于各型重症肌无力，特别是胸腺切除前后，对病情恶化又不宜于或拒绝做胸腺摘除的重症肌无力患者，以及小儿型、眼型的患者更应首选。治疗的有效率达96%，其中缓解和显效率为89%。对40岁以上的患者疗效最好，至少应用6个月仍无改善才可认为无效。

1.冲击疗法

适应于住院患者中的危重病例、已用气管插管和人工呼吸机者、为争取短期内取得疗效者。实验证明，甲基泼尼松龙在泼尼松结构上引入 1、2 双键，6 位再入甲基，使其作用比泼尼松强 10 倍且半衰期延长。可在冲击治疗后迅速减少剂量而易于撤离，缩短激素治疗时间。

甲基泼尼松龙 1000 mg/d，静脉滴注，连续 3 ～ 5 天。再改地塞米松 10 ～ 15 mg/d，静脉滴注，连续 5 ～ 7 天后，可酌情继续用地塞米松 8 mg/d，5 ～ 7 天。若吞咽有力或病情稳定，停用地塞米松，改为泼尼松口服 100 mg/d，每晨顿服。症状基本消失时，每周减 2 次，每次减 10 mg，减至 60 mg/d 时，每次减 5 mg。减至 40 mg/d 时，开始减隔日量，每周减 5 mg，如 1、3、5、7 服 40 mg，隔日的 2、4、6 服 35 mg，而下一周隔日量减为 30 mg，以此类推，直至隔日量减为 0。以后每隔 1 天晨顿服 40 mg，作为维持量，维持用药 1 年以上，无病情反复，可以将维持量每月减 5 mg，直到完全停用。若中途有病情反复，则需随时调整剂量。若胸腺摘除术后，则一般需要用维持量（隔日晨顿服，成人 40 ～ 60 mg；儿童 2.5 mg/kg）2 ～ 4 年。

2.一般疗法

适用于Ⅰ、Ⅱa、Ⅴ型的门诊治疗，或胸腺手术后复发，症状表现如Ⅰ型或Ⅱa 型及Ⅱb 型病情稳定期，胸腺摘除术的术前治疗。

成人经确诊后，给予泼尼松 60 ～ 80 mg，儿童 5 mg/kg，隔日晨顿服，直至症状基本消失或明显好转开始减量，每 1 ～ 2 月减 5 mg。Ⅰ型患者通常用 1 年左右可停药；Ⅱa 型用药至少 1 年，如减药时症状反复，还需调整到能控制病情的最小剂量，待症状再次消失或基本消失，每 2 个月减 5 mg 至停药；Ⅱb 型在生活可基本自理时，每 2 ～ 3 个月减 2 ～ 5 mg，至完全停药；胸腺摘除术前治疗，如为胸腺增生，用药 2 个月以上症状改善即可尽快减量，每周减 10 ～ 20 mg，停药后手术。胸腺瘤患者，用药 1 ～ 2 月，症状有无改善均须尽快手术。也有人主张，胸腺瘤术前不用激素治疗。

约有 66% 的患者有不同程度的不良反应，表现为向心性肥胖、高血压、糖尿病、白内障、骨质疏松、股骨头无菌性坏死、精神症状、胃溃疡等。可与 H_2 受体拮抗剂，如雷尼替丁等合用。甲基泼尼松龙冲击治疗的不良反应甚少且轻，对症处理易于缓解。氯化钾口服可改善膜电位，预防骨质疏松和股骨头无菌性坏死可给予维生素 D 和钙剂，后者还有促进乙酰胆碱释放的作用。为促进蛋白合成，抑制蛋白分解，可给予苯丙酸诺龙。

（三）免疫抑制剂

1. 环磷酰胺

大剂量冲击疗法主要抑制体液免疫，静脉滴注 1000 mg/ 次，每 5 天 1 次，连用 10 ～ 20 次，或 200 mg/ 次，每周 2 ～ 3 次，总量 10 ～ 30 g。小剂量长期疗法主要抑制细胞免疫，100 mg/d 服用，总量 10 g。总量越大，疗程越长其疗效越好，总量达 10 g 以上，90% 有效；达 30 g 以上，100% 有效。疗程达 3 年可使 100% 患者症状完全消失，达到稳定的缓解。适用于对皮质类固醇疗法无效、疗效缓慢、不能耐受或减量后即复发者，以及胸腺切除术效果不佳者。当血白细胞或血小板明显减少时停用。

2. 硫唑嘌呤

抑制 DNA 及 RNA 合成，主要抑制 T 细胞的功能。儿童 1 ～ 3 mg/（kg·d），连用 1 至数年。成人 150 ～ 200 mg/d，长期应用。适应证与环磷酰胺相同。不良反应常见如脱发、血小板及白细胞数减少。

3. 环孢素

主要影响细胞免疫，抑制辅助性 T 细胞的功能。口服 6 mg/（kg·d），以后根据药物的血浆浓度（维持在 400 ～ 600 μg/L）和肾功能情况（肌酐 ≤ 176 μmol/L）调节药物剂量，疗程 12 个月，2 周可获改善，获最大改善的时间平均 3 个月。不良反应有恶心、一过性感觉异常、心悸、肾中毒等。60 岁以上、有高血压史、血清肌酐达 88 ～ 149.6 μmol/L 者，有引起肾中毒的危险，应慎用。

4. VEP 疗法

即长春新碱、环磷酰胺、泼尼松龙联合疗法。主要利用其抗肿瘤作用和免疫抑制作用，可适用于伴胸腺肿瘤而不适于手术治疗的患者。

（四）血液疗法

1. 血浆交换疗法

能清除血浆中抗 AchR 抗体及免疫复合物，起效迅速，但不持久，疗效维持 1 周至 2 个月，之后随抗体水平逐渐增高而症状复现。适用于危象和难治型重症肌无力。具体方法：取全血，分离去除血浆，再将血细胞与新鲜的正常血浆或其他交换液一起输回，每 2 h 交换 1000 mL，每次换血浆量 2000 ～ 3000 mL，隔日 1 次，3 ～ 4 次为 1 个疗程。如与免疫抑制剂合用，取长补短，可获长期缓解。

2. 大剂量静脉注射免疫球蛋白

单独应用大剂量免疫球蛋白治疗的 65% 患者在 2 周起效，5 日为 1 个疗程。总剂量为 1 ～ 2 g/kg 或每日 400 mg/kg，静脉注射，作为缓解疾病进程起到辅助性治疗的作用。其不良反应轻微，发生率为 3% ～ 12%，表现为发热、皮疹，偶有头痛，对症处理可减轻。

3. 免疫吸附疗法

采用床边血浆交换技术加上特殊的免疫吸附柱（有一次性的，也有重复的），可以有效地祛除患者血浆中的异常免疫物质，常常获得奇效。该疗法最大的好处是不需要输注正常人血浆。

（五）胸腺治疗

1. 胸腺手术

一般术后半年内病情波动仍较大，2 ～ 4 年渐趋稳定，故术后服药不得少于 2 ～ 4 年，5 年 90% 有效。手术能预防重症肌无力女性患者产后发生肌无力危象。对病程短、病情轻，尤其对胸腺有生发中心的年轻患者的疗效较好。对恶性胸腺瘤者疗效较差。

2. 胸腺放射治疗

其机制与胸腺摘除相似，但其疗效不稳定，且放射治疗易损伤胸腺邻近组织，不良反应较大。

八、护理措施

（一）常规护理

（1）心理护理：由于患者长期不能坚持正常工作、学习、生活，应耐心、细致地关心患者，鼓励患者树立长期与疾病斗争的信心，鼓励能讲话的患者慢慢表达自己的感受。对患者要有耐心，帮助患者保持心情平静，克服自卑心理。

（2）饮食：营养丰富，软、易消化的食物，少食多餐，定时定量，保证患者营养摄入，气管切开者可经鼻饲给食。

（3）环境：室内温度、湿度适宜，光线柔和，安静，室内经常通风，保持空气新鲜。

（二）病情观察

（1）观察患者的呼吸频率及节律，有无缺氧情况。
（2）观察患者有无肌无力和胆碱能危象。
（3）观察患者的意识和情绪状态。
（4）观察患者的进食情况。
（5）观察患者用药后的反应。

（三）专科护理

1. 呼吸肌麻痹的护理
（1）抬高患者床头，准备好气管插管用物。
（2）呼吸肌麻痹严重者，可行气管切开，并做好气管切开的护理。
（3）吸氧。
（4）鼓励患者采取一些合适的交流方式，如写字、眨眼、点头等。

2. 肌无力和胆碱能危象的护理
保持呼吸道通畅，自主呼吸不能维持正常通气量时应尽早行气管切开，严格依照气管切开护理和鼻饲护理。

九、健康指导

1. 饮食
①进食前要充分休息，坐直后进餐，餐后坐位休息 30 ～ 60 min。
②严格执行餐前 30 ～ 60 min 服用抗胆碱酯酶药。

2. 日常活动
①指导患者在用药后肌肉有力时，做深呼吸和咳嗽训练或呼吸操。
②避免受累、受凉，减少易发生疲劳的不必要活动。
③告诉患者肌无力的常见诱因，如用药改变、饮酒、睡眠不足等。

3. 医疗护理措施
①告诉患者药物的不良反应，如抗胆碱能药物的不良反应有腹泻、尿频、失眠、出汗、唾液增多、恶心等；泼尼松的不良反应有体重增加、食欲增加、胃肠道不适等。

②告诉患者肺部综合征的症状与体征及避免方法，如避免上呼吸道感染，应戒烟。

第六章 普外科常见病护理

第一节 甲状腺疾病护理

一、甲状腺功能亢进护理

甲状腺功能亢进（简称甲亢）是由于甲状腺激素分泌过多引起的内分泌疾病，对人体身心都会造成极大影响。女性患者多于男性，男女比例约为 1 : 4。

（一）疾病分类

甲亢分为原发性、继发性和高功能腺瘤三类。

（1）原发性甲亢：最常见，指在甲状腺肿大的同时出现功能亢进症状，患者多在 20 ～ 40 岁。

（2）继发性甲亢：较少见，指在结节性甲状腺肿基础上发生甲亢，患者先有结节性甲状腺肿大多年，以后才逐渐出现功能亢进症状。多发于单纯性甲状腺肿的流行地区，患者年龄多在 40 岁以上。

（3）高功能腺瘤：少见，腺体内有单个的自主性高功能结节，结节周围的甲状腺组织呈萎缩改变。

（二）临床表现

1. 甲状腺肿大

一般不引起压迫。由于腺体内血管扩张、血流加速，可触及震颤，闻及杂音，尤其在甲状腺上动脉进入上极处更为明显。原发性甲亢的腺体肿大多为弥漫性，两侧常对称，而继发性甲亢的肿大腺体呈结节状，两侧多不对称。

2. 交感神经功能过度兴奋

患者常多语，性情急躁，容易激动，失眠，双手常有细而快的颤动，怕热，多汗，皮肤常较温暖。

3. 眼征

典型者双侧眼球突出、眼裂增宽、瞳孔散大。个别突眼严重者，上下眼睑难以闭合，甚至不能盖住角膜。其他眼征可有：凝视时瞬目减少，眼向下看时上眼睑不随眼球下闭，两眼内聚能力差等。原发性甲亢常伴有眼球突，故又称"突眼性甲状腺肿"。

4. 心血管功能改变

多伴心悸、胸部不适；脉快有力，脉率常在 100 次/分以上，休息和睡眠时仍快；收缩期血压升高、舒张期血压降低，因而脉压增大。其中，脉率增快及脉压增大尤为重要，常可作为判断病情严重程度和治疗效果的重要标志，如左心逐渐扩张、肥大可有收缩期杂音；严重者出现心律失常、心力衰竭。继发性甲亢容易发生心肌损害。

5. 基础代谢率增高

其程度与临床症状的严重程度平行。食欲亢进反而消瘦，体重减轻，易疲乏，工作效率降低。有的患者还出现停经、阳痿等内分泌功能紊乱或肠蠕动亢进、腹泻。极个别患者伴有局限性胫前黏液水肿，常与严重突眼同时或先后发生。

6. 心理状态

疾病本身可致情绪不稳、激动，且由于环境改变，患者表现为焦躁不安、亢奋；害怕手术，担心术后疼痛；既希望早日安排手术又害怕手术日的来临。

（三）辅助检查

1. 基础代谢率测定

用基础代谢检测装置（代谢车）测定，较可靠，也可按公式简单计算：基础代谢率＝（脉率＋脉压）－111，±10% 为正常；+20% ～ 30% 为轻度甲亢；+30% ～ 60% 为中度甲亢；+60% 以上为重度甲亢。测定必须在清晨空腹静卧时反复进行。

2. 甲状腺摄 ^{131}I 率测定

正常甲状腺 24 h 内摄取的 ^{131}I 量为人体总量30% ～ 40%，如果 2 h 内甲状腺摄 ^{131}I 量超过人体总量25%，24 h 内超过50%，且吸 ^{131}I 高峰提前出现，都表示有甲亢。但需说明，摄取的速度和积聚的程度并不能反映甲亢的严重程度。

3. 放射免疫法测定

血清中 T_3、T_4 含量对诊断有重要价值。

（四）护理措施

甲状腺部分切除术是目前治疗甲亢的一种常用而有效的方法。它能使 90% ～

95%的患者获得痊愈，手术死亡率低于1%，仅4%～5%的患者术后复发甲亢。

1. 术前护理

（1）完善各项术前检查。除全面的体格检查和必要的实验室检查外，还包括：①颈部透视或摄片，了解气管有无受压或移位，检查气管壁有无软化。②详细检查心脏有无扩大、杂音或心律不齐等，并做心电图。③喉镜检查，确定声带功能。④测定基础代谢率，了解甲亢程度，选择手术时机，测定基础代谢率要在完全安静、空腹时进行。⑤检查神经肌肉的应激性是否增高，测定血钙、血磷的含量，了解甲状旁腺功能状态。

（2）药物准备。降低基础代谢率是术前准备的重要环节。通常可开始即用碘剂，2～3周后甲亢症状得到基本控制。一般患者情绪稳定，睡眠好转，体重增加，脉率稳定在每分钟90次以下，脉压恢复正常，基础代谢率增加20%以下，便可进行手术。常用的碘剂是复方碘化钾溶液，每日3次，口服，第1日每次3滴，第2日每次4滴，依此逐日每次增加1滴至每次16滴为止，然后维持此剂量。症状减轻不明显者可加用硫氧嘧啶类药物，但停药后仍需继续单独服用碘剂1～2周，再行手术。

（3）心理支持。消除患者的顾虑和恐惧心理，避免情绪激动。精神过度紧张或失眠者，适当应用镇静剂和安眠药，使患者情绪稳定。安排通风良好、安静的环境，指导患者减少活动，适当卧床休息，以免体力消耗；避免过多外来不良刺激。

（4）饮食护理。给予高热量、高蛋白和富含维生素的食物，并给予足够的液体摄入，加强营养支持。禁用对中枢神经有兴奋作用的浓茶、咖啡等刺激性饮料。

（5）体位训练。术前教会患者头低肩高体位，可用软枕每日练习数次，使机体适应手术时的体位改变。

（6）眼睛保护。对于突眼者，注意保护眼睛，可戴黑眼罩；睡前用抗生素眼膏敷眼，以胶布闭合眼睑或油纱布遮盖，以避免角膜的过度暴露；防止角膜干燥受损，发生溃疡。

（7）戒烟。控制呼吸道感染指导患者深呼吸、有效咳嗽的方法。

（8）术日晨准备麻醉床时，床旁另备无菌手套拆线包及气管切开包。

2. 术后护理

（1）加强术后观察和护理。①体位：患者回病室后取平卧位，连接各种引流管道。血压平稳或全麻清醒后患者采用半卧位，以利于呼吸和引流切口内积血。

在床上变换体位、起身、咳嗽时，指导患者保持头颈部的固定。②病情观察：加强巡视，密切注意患者呼吸、体温、脉搏、血压的变化，定时测量生命体征。③保持呼吸道通畅：鼓励患者深呼吸、有效咳嗽，必要时行雾化吸入，帮助其及时排出痰液，保持呼吸道通畅，预防肺部并发症。④切口的观察与护理：手术野常规放置橡皮片或引流管引流24～48 h，观察切口渗血情况，注意引流液的量、颜色。及时更换被浸湿的敷料，估计并记录出血量，以便了解切口内出血情况和及时引流切口内积血，预防术后气管受压。

（2）术后特殊药物的给予：甲亢患者，术后继续服用复方碘化钾溶液，每日3次，每次从16滴开始，逐日每次减少1滴。年轻患者术后常口服甲状腺制剂，每日30～60 mg，连服6～12个月，以抑制促甲状腺激素的分泌，对预防复发有一定的作用。

（3）饮食与营养：术后清醒者，即可给予少量温水。无呛咳、误咽等不适，可逐步给予便于吞咽的流质饮食，注意微温，不可过热，以免颈部血管扩张，加重创口渗血。以后逐步过渡到半流质和软食。甲状腺手术对胃肠道功能的影响很小，只是在吞咽时，感觉疼痛不适。鼓励患者加强营养，促进愈合。

3. 术后并发症的防治与护理

（1）术后呼吸困难和窒息：是术后危及生命的并发症，多发生于术后48 h内。表现为进行性呼吸困难、烦躁、发绀，甚至窒息。可有颈部肿胀、切口渗出鲜血等。常见原因有：①切口内出血压迫气管，主要是手术时止血不完善，或因血管结扎线滑脱引起。②喉头水肿，主要是手术操作创伤所引起，也可由于气管插管引起。③气管塌陷，是由于气管壁长期受肿大的甲状腺压迫而发生软化，切除甲状腺体的大部分后，软化的气管壁失去支撑所致。④双侧喉返神经损伤，导致两侧声带麻痹，引起失音或严重的呼吸困难，甚至窒息。

术后经常巡视、密切观察患者生命体征和伤口情况。对于血肿压迫或气管塌陷者立即配合床边抢救，及时剪开缝线，敞开伤口，迅速除去血肿，如呼吸仍无改善则行气管切开、吸氧；待患者情况好转，再送手术室做进一步止血处理。喉头水肿者应用大剂量激素，地塞米松30 mg静脉滴注，若呼吸困难无好转可行环甲膜穿刺或气管切开。

（2）喉返神经损伤：主要是手术操作直接损伤引起，如切断、缝扎、挫夹或牵拉过度；少数由于血肿压迫或瘢痕组织的牵拉而发生。前者在术中立即出现症状，后者在术后数天才出现症状。切断、缝扎引起的是永久性损伤，挫夹、牵拉或血压肿迫所致的多为暂时性，经理疗后，一般3～6个月内可逐渐恢复。

鼓励患者麻醉清醒后大声讲几句话，以了解其发音情况。一侧喉返神经损伤，大都会引起声音嘶哑，此种声嘶可由健侧声带过度向患侧内收而好转，护理人员应认真做好安慰解释工作。

（3）喉上神经损伤：多为结扎、切断甲状腺上动、静脉时，离开腺体上极较远，未加仔细分离，连同周围组织大束结扎时引起。若损伤外支，会使环甲肌瘫痪，引起声带松弛、音调降低；如损伤内支，则使喉部黏膜感觉丧失，患者失去喉部的反射性咳嗽，进食时，特别是饮水时，容易发生误咽、呛咳。应注意患者饮水、进食情况，一般术后数日可恢复正常。

（4）手足抽搐：手术时甲状旁腺误被切除、挫伤或其血液供应受累，都可引起甲状旁腺功能低下，血钙浓度下降使神经肌肉的应激性显著提高，引起手足抽搐。症状多在术后 1 ～ 2 日出现，多数患者症状轻而短暂，只有面部、唇或手足部的针刺感、麻木感或强直感；经过 2 ～ 3 周后，未受损伤的甲状旁腺增生肥大、代偿，症状便可消失。预防的关键在于切除甲状腺体时，必须保留腺体背面部分的完整。

适当限制肉类、乳品和蛋类等食品，因其含磷较高，影响钙的吸收。抽搐发作时，立即静脉注射 10% 葡萄糖酸钙或氯化钙注射液 10 ～ 20 mL。症状轻者指导其口服葡萄糖酸钙或乳酸钙；症状较重或长期不能恢复者，可加服维生素 D_3，口服二氢速固醇油剂效果更好。

（5）甲状腺危象：发病原理迄今不明，可能是甲亢时肾上腺皮质激素的合成、分泌和分解代谢率加速，久之使肾上腺皮质功能减退，肾上腺皮质激素分泌不足。而手术创伤的应激可诱发危象，因此危象多发生于术前准备不够，甲亢症状未能很好控制者。临床表现为术后 12 ～ 36 h 内高热，脉快而弱（每分钟在 120 次以上），大汗，烦躁不安，谵妄，甚至昏迷，常伴有呕吐、水泻。如处理不及时或不当，常很快死亡。

使甲亢患者基础代谢率降至正常范围再施行手术是预防甲状腺危象的关键。对术后早期患者定期巡视，加强病情观察，一旦发生危象，立即配合治疗：①碘剂：口服复方碘化钾溶液 3 ～ 5 mL，紧急时用 10% 碘化钠注射液 5 ～ 10 mL 加入 10% 葡萄糖注射液 500 mL 中，静脉滴注。②氢化可的松：每日 200 ～ 400 mg，分次静脉滴注。③利血平 1 ～ 2 mg，肌内注射；或普萘洛尔 5 mg，加入葡萄糖溶液 100 mL 中，静脉滴注。④镇静剂：常用苯巴比妥钠，或冬眠合剂 II 号半量肌内注射，6 ～ 8 h 1 次。⑤降温：用退热药物、冬眠药物、物理降温等综合措施，尽量保持患者体温在 37 ℃左右。⑥静脉滴注大量葡萄糖溶液。⑦吸氧，减轻组织的缺氧。⑧心力衰竭者，加用洋地黄制剂。⑨保持病室安静，避免强光、噪声的刺激。

（五）健康指导

向患者及其家属讲解术后并发症的表现和预防办法，共同防治。鼓励患者保持精神愉快、建立良好的人际关系。说明术后继续服药的重要性。教会患者术后早期床上活动，尽可能自理，合理安排休息与睡眠，促进康复。嘱其定期门诊复查，出现心悸、手足震颤、抽搐等情况及时来院诊治。

二、甲状腺肿瘤护理

（一）疾病分类

甲状腺肿瘤分良性和恶性两类。良性肿瘤最常见的是甲状腺腺瘤，病理上分为滤泡状和乳头状囊性腺瘤两种，腺瘤周围有完整的包膜。多见于40岁以下的妇女。恶性肿瘤最常见的是甲状腺癌，约占全身恶性肿瘤的1%，病理上分为乳头状腺癌、滤泡状腺癌、未分化癌和髓样癌。乳头状腺癌多见于年轻人，常为女性。滤泡状腺癌多见于中年人，未分化癌多见于老年人。在儿童时期出现的甲状腺结节50%为恶性，发生于男性，特别是年轻男性的单个结节，应警惕恶性的可能。判断甲状腺肿瘤是良性还是恶性关系到治疗方案及手术方式的选择。

（二）临床表现

1. 甲状腺腺瘤

大部分患者无任何不适症状，无意中或体检时发现颈部肿块。多为单发，呈圆形或椭圆形，局限在一侧腺体内，位置常靠近甲状腺峡部，质地较软但较周围甲状腺组织硬，表面光滑，边界清楚，无压痛，能随吞咽上下移动。若乳头状囊性腺瘤因囊壁血管破裂而发生内囊出血，此时肿瘤体积可在短期内迅速增大，局部出现胀痛。

2. 甲状腺癌

发病初期多无明显症状，在甲状腺组织内出现单个、固定、质硬而凸凹不平的肿块。肿块逐渐增大，吞咽时肿块上下移动度降低。晚期常压迫喉返神经、气管、食管，出现声嘶、呼吸困难或吞咽困难。如压迫颈交感神经节，可产生Horner综合征，颈丛浅支受侵时可有耳、枕、肩等处疼痛。局部转移常在颈部，出现硬而固定的淋巴结，远处转移多见于扁骨（颅骨、椎骨、胸骨、盆骨等）和肺。有些患者的甲状腺肿块并不明显，而以颈、肺、骨骼的转移癌为突出症状。髓样癌由于肿瘤本身可产生激素样活性物质如 5- 羟色胺和降钙素，患者可出现腹泻、心悸、颜面潮红和血钙降低等症状，还可伴有其他内分泌腺体的增生。患者常因无意中发现颈部肿块，病史较短或突然，或因较长时间颈部包块突然增大，对肿块的性质不明，而担心恶变和预后，害怕手术。有的年轻女性则担心手术伤口影响美观，常出现焦虑、不安、紧张、失眠等症状。

（三）辅助检查

1. 放射性 ^{131}I 或 ^{99m}Tc 扫描

结节的放射性密度较周围正常甲状腺组织的放射性密度增高者为热结节，与正常相等者为温结节，较正常减弱者为凉结节，完全缺如者为冷结节。甲状腺腺瘤可表现为温结节、冷结节或凉结节，其边缘较清晰，也可能略模糊。甲状腺癌均为冷结节，边缘一般较模糊。热结节常提示高功能腺瘤，一般不癌变。进一步鉴别冷结节的良恶性可用"亲肿瘤"放射性核素（^{131}Cs、^{75}Se、^{67}Ga）做甲状腺显影。

2. B 型超声检查

用于测定甲状腺大小，探测结节的位置、大小、数目及其与邻近组织的关系，区别结节的囊肿性或实体性。

3. 穿刺细胞学检查

穿刺细胞学检查一般不需局部麻醉，细针直接刺入结节，以 2 ～ 3 个不同方向穿刺抽吸，涂片。诊断准确率可高达 80% 以上。

（四）护理措施

甲状腺腺瘤有引起甲亢（发生率为 20%）和恶变（发生率为 10%）的可能，原则上应早期手术切除。一般行患侧甲状腺大部切除，如腺瘤小可行单纯腺瘤切除。各型甲状腺癌因恶性程度、转移途径有所不同，治疗原则亦各异。可行患侧全部切除、对侧腺体大部切除，加行颈淋巴结清扫术，或放射性碘治疗等。手术的范围和疗效与肿瘤的病理类型有关，注意避免损伤神经，保护甲状旁腺。

1. 术前护理

（1）热情对待患者，了解其对所患疾病的感受和认识，对准备接受的治疗方式的想法。

（2）告知患者甲状腺疾病的有关知识，说明手术的必要性、手术的方法、术后恢复过程及预后情况。

（3）教导患者练习手术时体位：将软枕垫于肩部，保持头低位。必要时，剃除其耳后毛发，以便行颈淋巴结清扫术。

（4）术前晚予以镇静催眠药，使患者身心处于接受手术的最佳状态。

2. 术后护理

（1）体位和生命体征：患者回病室后，取平卧位。如有引流管，予以正确连接引流装置。监测生命体征，尤其注意患者的呼吸、脉搏变化。血压平稳后，改半卧位，便于呼吸和引流。

（2）病情观察：了解患者的发音和吞咽情况，判断有无声音嘶哑或音调降低、误咽呛咳。及时发现创面敷料潮湿情况，估计渗血量，予以更换。注意引流液的量、颜色及变化，及早发现异常并通知医生。如血肿压迫气管，立即配合床旁抢救，切口拆线、清除血肿。

（3）行颈淋巴结清扫，创面较广泛，手术创伤较大，患者疼痛不适，可给予镇静止痛药，利于休息。注意水、电解质的补充。如癌肿较大，长期压迫气管，造成气管软化，术后应尤其注意其呼吸情况，床边备无菌手套和气管切开包，一旦发现有窒息的威胁，立即配合医生行气管切开。

（4）饮食病情平稳或全麻清醒后，口饮少量清水；如无不适，鼓励多进食或经吸管吸入便于吞咽的流质饮食；克服吞咽不适的困难后，逐步过渡为稀软的半流质、软饭等。向患者说明饮食营养对于切口愈合、机体修复的重要性。

（5）功能活动：卧床期间鼓励患者床上适当活动，促进血液循环。头颈部在制动一段时间后，可开始逐步活动，促进切口愈合。

第二节　乳腺疾病护理

一、急性乳腺炎护理

急性乳腺炎是乳房的急性化脓性感染，多见于初产妇哺乳期，有积乳、乳头破损史。一般发生在产后 3 ～ 4 周。

（一）病因

急性乳腺炎的发病，有以下两个方面原因：①乳汁淤积。②细菌入侵：主要为金黄色葡萄球菌，乳头破损或皲裂是感染的主要途径。

（二）辅助检查

血白细胞计数及中性粒细胞比例均升高。化脓时诊断性脓肿穿刺抽出脓液。

（三）护理评估

（1）临床表现。①局部表现：初期乳房肿胀疼痛，压痛性肿块，局部皮肤可有红热。若病情进一步发展，症状可加重，并形成脓肿，压之有波动感和疼痛，穿刺可抽出脓液；局部皮肤表面有脱屑。腋窝淋巴结肿大、疼痛。②全身表现：高热、寒战、食欲缺乏、全身不适、白细胞计数明显升高。

（2）健康史：患者有无乳头发育不良造成新生儿吸吮障碍，有无乳头破损等。

（3）心理和社会状态。

（四）治疗原则

（1）患乳停止哺乳，用吸乳器吸净乳汁。

（2）热敷或理疗，用 25% $MgSO_4$ 溶液湿敷或采用中药水调散局部外敷。

（3）应用抗生素。

（4）脓肿形成后及时切开引流。

（5）出现乳瘘时（切口出现乳汁）需终止乳汁分泌，可口服己烯雌酚，1～2 mg/次，每日3次，共2～3天；或中药炒麦芽，每日60 g，煎服，分2次服用，连服2～3日。

（五）护理措施

1. 预防措施

①避免乳汁淤积：养成定时哺乳、婴儿不含乳头睡觉等良好的哺乳习惯；每次哺乳时尽量让婴儿吸净；哺乳后应清洗乳头。②在妊娠后期，每日用温水擦洗乳头；用手指按摩乳头，并用 70% 乙醇溶液擦拭乳头，防止乳头破损。③妊娠期应经常用肥皂水及温水清洗两侧乳头；妊娠后期每日清洗；哺乳前、后应清洗乳头，并应注意婴儿口腔卫生；如有乳头破损，应停止哺乳，定期排空乳汁；局部涂抗生素软膏，待伤口愈合后再哺乳。④妊娠期应每日挤捏、提拉乳头，多数乳头内陷者可以纠正，哺乳时有利于婴儿吸吮，防止乳汁淤积。

2.炎症的护理措施

①适当休息，注意个人卫生；给予高热量、高蛋白、高维生素、低脂肪、易消化饮食，并注意水分的补充。②用乳罩托起肿大的乳房。③消除乳汁淤积，保持乳管通畅。患乳停止哺乳，用吸乳器吸净乳汁。④监测体温、脉搏、呼吸及白细胞计数变化；注意用药反应，高热患者可给予物理降温。⑤初期未成脓，局部理疗或热敷促进炎症吸收：每次 20～30 min，每天 3～4 次。⑥脓肿形成后及时切开引流。切开引流应注意：为避免损伤乳管，乳房浅部脓肿应循乳管方向做放射状（轮辐状）切口至乳晕处止；深部或乳房后脓肿沿乳房下缘做弧形切口，乳晕下脓肿应沿乳晕边缘做弧形切口，切开后要注意分离多房脓肿的房间隔膜以利引流，切口要大，位置要低，引流条要深入放置，术后保持伤口引流通畅及切口敷料清洁等。出现乳瘘，须回乳，停止乳汁分泌，可服用中药炒麦芽、口服己烯雌酚或肌注苯甲酸雌二醇。

二、乳腺癌护理

（一）病因

病因尚不清楚，易患因素有：①性激素变化。②激素因素作用：初潮早于 12 岁，绝经晚于 50 岁，未婚，未哺乳，35 岁以上未育者发病率高。③遗传因素：母女关系高 10 倍、姐妹关系高 2～3 倍。④饮食习惯：高脂饮食者发病多，肥胖人群发病率高。⑤癌前期病变：如乳房囊性增生病、乳腺纤维腺瘤及乳管内乳头状瘤等。⑥其他因素：如放射线、致癌药物等。

（二）病理转移途径

（1）局部扩散：癌细胞沿导管或筋膜间隙蔓延，继而侵及 Cooper 韧带和皮肤，后期可致皮肤破溃形成癌性溃疡，深部癌肿可侵及胸肌筋膜及胸肌。

（2）淋巴转移：可循乳房淋巴液的 4 条输出途径扩散。转移部位与乳腺癌细胞原发部位有一定关系，原发癌灶位于乳头、乳晕区及乳房外侧者，约 80% 发生腋窝淋巴结转移；原发癌灶位于乳房内侧者，约 70% 发生胸骨旁淋巴结转移。癌细胞也可通过逆行途径转移到对侧腋窝或腹股沟淋巴结。

（3）血运转移：乳腺癌细胞可经淋巴途径进入静脉或直接侵入血液循环而发生远处转移。一般易侵犯肺、骨骼和肝脏。血运转移除见于晚期乳腺癌患者外，亦可见于早期乳腺癌患者。

（三）临床分型

乳腺癌分型方法较多，目前我国多采用以下分类方法。

（1）非浸润性癌：包括导管内癌（癌细胞未突破导管壁基膜）、小叶原位癌（癌细胞未突破末梢乳管或腺泡基膜）及乳头乳晕湿疹样癌（伴发浸润性癌者，不在此列）。属早期，预后较好。

（2）早期浸润性癌：包括早期浸润性导管癌（癌细胞突破管壁基膜，开始向间质浸润）及早期浸润性小叶癌（癌细胞突破末梢乳管或腺泡基膜，开始向间质浸润，但未超过小叶范围）。仍属早期，预后较好。

（3）浸润性特殊癌：包括乳头状癌、髓样癌（伴大量淋巴细胞浸润）、小管癌（高分化腺癌）、腺样囊性癌、黏液腺癌、大汗腺癌、鳞状细胞癌、乳头湿疹样癌等。此型癌细胞一般分化程度高，预后尚好。

（4）浸润性非特殊癌：包括浸润性小叶癌、浸润性导管癌、硬癌、髓样癌（无大量淋巴细胞浸润）、单纯癌、腺癌等。此类癌是乳腺癌中最常见的类型，占70%～80%，一般分化低，预后较上述类型差。

（5）其他罕见癌：包括分泌型（幼年型）癌、富脂质型（分泌脂质）癌、纤维腺瘤癌变、乳头状瘤癌变等。

（四）临床分期

临床上根据癌肿的大小，与皮肤粘连程度以及腋窝淋巴结转移情况，将病程分为以下四期。

（1）一期：肿块直径小于3 cm，与皮肤无粘连，无腋窝淋巴结肿大。

（2）二期：肿块直径3～5 cm，与皮肤粘连，尚能推动，同侧腋窝有可活动散在肿大淋巴结。

（3）三期：肿块直径大于5 cm，与皮肤广泛粘连或有溃疡，与深部筋膜、胸肌粘连固定，同侧腋窝肿大淋巴结融合成团，但尚能推动。

（4）四期：癌肿广泛扩散，与皮肤或胸肌、胸壁粘连固定，同侧腋窝肿大淋巴结已融合固定，或锁骨下淋巴结肿大，或有远处转移等。

（五）临床表现

（1）乳房肿块：多见于外上象限，其次是乳头、乳晕和内上象限。早期表现为无痛、单发、质硬、表面不光滑、与周围组织分界不清、不易推动。一般无自觉症状，常于洗澡、更衣或查体时发现。

（2）皮肤改变：癌肿块侵犯 Cooper 韧带，可使韧带收缩而失去弹性，导致皮肤凹陷，即所谓"酒窝征"；癌细胞阻塞皮下、皮内淋巴管，可引起局部淋巴水肿，皮肤呈"橘皮样"改变（晚期多见）。晚期，癌细胞侵入皮肤，可出现多个坚硬小结节，形成卫星结节在癌细胞侵入背部、对侧胸壁，可限制呼吸，称铠甲胸；有时皮肤破溃形成溃疡，呈菜花状。

（3）乳头改变：乳头扁平、回缩、凹陷。若外上象限癌肿可使乳头抬高；乳头深部癌肿侵入乳管使乳头凹陷、两侧乳头不对称等。

（4）区域淋巴结肿大：常为患侧腋窝淋巴结肿大。

（5）全身症状：早期一般无全身症状，晚期患者可有恶性肿瘤转移表现，如肺转移时出现胸痛、咳嗽、咯血、气急；骨转移时出现腰背痛、病理性骨折（椎体、骨盆、股骨）；肝转移时出现肝肿大、黄疸等。

（6）特殊乳癌。①炎性乳癌：少见，一般发生于年轻女性，尤其在妊娠及哺乳期，发展迅速，转移早，预后极差。表现为乳房增大，皮肤红肿热痛，有急性炎症表现，触诊整个乳房肿大发硬，无明显局限性肿块。②乳头湿疹样癌（又称 Paget 病）：少见，恶性程度低，发展慢。发生在乳头区大乳管内，后发展到乳头。表现为乳头刺痒、灼痛，湿疹样变，以后出现乳头、乳晕粗糙糜烂、脱屑，如湿疹样，进而形成溃疡。病变发展则乳头内陷、破损。淋巴转移出现晚。

（7）特殊检查：主要是疾病的特有检查及必要的术前检查。

（六）护理评估

健康史及个人史重点评估危险因素，包括既往史、月经史、生育史与哺乳史、家族史、乳腺外伤史、手术史、疾病史、内分泌治疗史、盆腔手术史、甲状腺疾病史等。

（七）治疗方法

1. 手术治疗

（1）乳癌标准根治术：切除乳腺 + 癌肿周围至少 5 cm 皮肤 + 乳腺周围脂肪，胸大、小肌和筋膜 + 腋窝、锁骨下脂肪组织和淋巴结，适用于Ⅰ期、Ⅱ期的患者。

（2）乳癌改良根治术：单纯乳腺切除，同时做腋窝淋巴结清扫，保留胸肌，适用于腋窝淋巴结无转移或仅少数尚能推动淋巴结转移的患者。

（3）乳癌扩大根治术：根治术 +2 ～ 4 肋软骨及肋间肌 + 胸廓内动静脉及周围淋巴结，适用于肿瘤靠内侧的早期有胸骨旁淋巴结转移的患者。

（4）乳房单纯切除或部分切除术：全部或部分切除乳房，适用于晚期或年老体弱不能耐受根治术者。

2. 化疗

化疗是一种必要的全身辅助治疗，应在手术后及早应用。主要化疗反应有呕吐、静脉炎、肝功能异常、骨髓抑制等。化疗期间应定期检查肝肾功能，每次化疗前检查白细胞计数，如白细胞数量小于 3×10^9/L，应延长用药间隔时间。

3. 放疗

放疗是乳腺癌局部治疗手段之一，以防止术后复发。①术前放疗可用于局部进展期乳癌，杀灭癌肿周围的癌细胞。②术后放疗可减少腋窝淋巴结阳性患者的局部复发率，提高 5 年生存率。③一般术后 2 ～ 3 周进行放疗，在锁骨上胸骨旁以及腋窝等区域进行照射，可缓解症状。

4. 激素治疗

对激素依赖的乳腺癌可进行内分泌治疗。①去势治疗：年轻妇女可采用卵巢去势治疗，包括药物、手术或 X 线去势。②抗雌激素治疗：适用于绝经前后妇女，常用三苯氧胺。③雌激素治疗：适用绝经 5 年以上的患者。

（八）护理措施

（1）监测生命体征，尤其扩大根治术患者应注意呼吸，及时发现气胸（胸闷、呼吸困难）。鼓励患者深呼吸，有效咳嗽，防止肺部并发症。

（2）引流管接负压吸引，妥善固定，保持通畅；观察引流液的量、颜色，注意有无出血。一般引流管在术后 3 天拔除。若出现积血积液，可无菌操作下穿刺抽液，然后加压包扎。

（3）麻醉清醒后取半卧位，有效止痛。

（4）用弹性绷带加压包扎伤口，松紧合适，观察患侧手臂血液循环情况。如包扎过紧，可出现脉搏扪不清、皮肤发紫、发冷等。术后 3 天内患肢肩关节制动，防止腋窝皮瓣移动而影响伤口愈合。

（5）抬高患肢，并按摩，适当活动；保护患肢，避免意外伤害。不在患肢量血压、注射及抽血。患肢负重不宜过大，不宜用强力洗涤剂，不宜戴首饰或手表。

（6）功能锻炼：无特殊情况应早期进行功能锻炼，术后 24 h 内开始活动手指及腕部，可做伸指、握拳、屈腕等活动；3～5天活动患肢肘关节；7天后活动肩部，鼓励患者自己进食、梳理头发、洗脸等活动；10天左右进行手指爬墙活动、画圈、滑轮运动、手臂摇摆运动、用患侧手梳头或经头顶摸至对侧耳郭等。原则是上肢活动在7天以后，7天之内不要上举，10天之内不外展，上肢负重不宜过大过久。

（7）健康教育：①患肢功能锻炼。②保护伤口，避免外伤，患肢不能过多负重。③遵医嘱继续化疗及放疗。④手术后5年之内避免妊娠。⑤定期检查，每月进行健侧乳房自我检查。

第三节　小肠破裂护理

小肠是消化管中最长的一段肌性管道，也是消化与吸收营养物质的重要场所。人类小肠全长3～9 m，平均5～7 m，个体差异较大；分为十二指肠、空肠和回肠三部分，十二指肠属上消化道，空肠及其以下肠段属下消化道。小肠占满整个腹部，又无骨骼保护，因此易于受到损伤。各种外力的作用所致的小肠穿孔称为小肠破裂。小肠破裂在战时与和平时均较常见，多见于交通事故、工矿事故、生活事故（如坠落、挤压、刀伤和火器伤）等。小肠可因穿透性与闭合性损伤造成肠管破裂或肠系膜撕裂。由于小肠壁厚，血运丰富，故无论是穿孔修补或肠段切除吻合术，其成功率均较高，发生肠瘘的机会少。

一、临床表现

小肠破裂后在早期即产生明显的腹膜炎体征，这是由肠管破裂肠内容物溢出至腹腔所致。症状以腹痛为主，程度轻重不同，可伴有恶心及呕吐，腹部检查肠鸣音消失，腹膜刺激征明显。小肠损伤初期一般均有轻重不等的休克症状，休克的深度除与损伤程度有关外，主要取决于内出血的多少，表现为面色苍白、烦躁不安、脉搏细速、血压下降、皮肤发冷等。若为多发性小肠损伤或肠系膜撕裂大出血，可迅速发生休克并进行性恶化。

二、辅助检查

（1）实验室检查：白细胞计数升高说明腹腔炎症；血红蛋白含量取决于内出血的程度，内出血少时变化不大。

（2）X线检查：X线透视或摄片，检查有无气腹与肠麻痹的征象。因为一般情况下小肠内气体很少，且损伤后伤口很快被封闭，不但膈下游离气体少见，而且使一部分患者早期症状隐匿。因此，阳性气腹有诊断价值，但阴性结果也不能排除小肠破裂可能。

（3）腹部 B 超检查：对小肠及肠系膜血肿、腹腔积液均有重要的诊断价值。

（4）CT 或磁共振检查：对小肠损伤有一定诊断价值，而且可对其他脏器进行检查，有时可能发现一些未曾预料的损伤，有助于减少漏诊。

（5）腹腔穿刺：有混浊的液体或胆汁色的液体，说明肠破裂，穿刺液中白细胞、淀粉酶含量均升高。

三、治疗原则

小肠破裂一旦确诊，应立即进行手术治疗。手术方式以简单修补为主。肠管损伤严重时，则应做部分小肠切除吻合术。

四、护理评估

（一）健康史

了解患者腹部损伤的时间、地点及致伤源、伤情、就诊前的急救措施、受伤至就诊期间的病情变化等，如果患者神志不清，应询问目击人员。

（二）心理 – 社会因素

小肠损伤大多在意外情况下突然发生，加之伤口、出血及内脏脱出的视觉刺激和对预后的担忧，患者多表现为紧张、焦虑、恐惧。应了解其患病后的心理反应，对本病的认知程度和心理承受能力，家属及亲友对其支持情况、经济承受能力等。

五、护理诊断

（1）有体液不足的危险：与创伤致腹腔内出血、体液过量丢失、渗出及呕吐有关。

（2）焦虑、恐惧：与意外创伤的刺激、疼痛、出血、内脏脱出的视觉刺激及担心疾病的预后等有关。

（3）体温过高：与腹腔内感染毒素吸收和伤口感染等因素有关。

（4）疼痛：与小肠破裂或手术有关。

（5）潜在并发症：如腹腔感染、肠瘘、失血性休克。

（6）营养失调，低于机体需要量：与消化道的吸收面积减少有关。

六、护理目标

（1）患者体液平衡得到维持，生命体征稳定。

（2）患者情绪稳定，焦虑或恐惧减轻，主动配合医护工作。

（3）患者体温维持正常。

（4）患者主诉疼痛有所缓解。

（5）患者体重不下降。

七、护理措施

（一）一般护理

1. 伤口处理

对开放性腹部损伤者，妥善处理伤口，及时止血和包扎固定。若有肠管脱出，可用消毒或清洁器皿覆盖保护后再包扎，以免肠管受压、缺血而坏死。

2. 病情观察

密切观察生命体征的变化，每 15 min 测定脉搏、呼吸、血压 1 次。重视患者的主诉，若主诉心慌、脉快、出冷汗等，及时报告医生。不注射止痛药（诊断明确者除外），以免掩盖伤情。不随意搬动患者，以免加重病情。

3. 腹部检查

每 30 min 检查 1 次腹部体征，注意腹膜刺激征的程度和范围变化。

4. 禁食和灌肠

禁食和灌肠可避免肠内容物进一步溢出，造成腹腔感染或加重病情。

5. 补充液体和营养

注意纠正水、电解质及酸碱平衡失调，保证输液通畅。对伴有休克或重症腹膜炎的患者，可进行中心静脉补液，不仅可以保证及时大量的液体输入，而且有利于中心静脉压的监测。根据患者具体情况，适量补给全血、血浆或人血清白蛋白，尽可能补给足够的热量和蛋白质、氨基酸及维生素等。

（二）心理护理

关心患者，加强交流。讲解相关病情、治疗方式及预后方法，使患者了解自己的病情，消除焦虑和恐惧，保持良好的心理状态；与患者一起制订合适的应对方案，鼓励患者，增强治疗的信心。

（三）术后护理

1. 妥善安置患者

麻醉清醒后取半卧位，有利于腹腔炎症的控制，改善呼吸状态。了解手术的过程，查看手术的部位，对引流管、输液管、胃管及氧气管等进行妥善固定，做好护理记录。

2. 监测病情

观察患者血压、脉搏、呼吸、体温的变化。注意腹部体征的变化。适当应用止痛药，减轻患者的不适。若切口疼痛明显，应检查切口，排除感染。

3. 引流管的护理

腹腔引流管保持通畅，准确记录引流液的性状、颜色及量。腹腔引流液应为少量血性液，若为绿色或褐色渣样物，应警惕腹腔内感染或肠瘘的发生。

4. 饮食

继续禁食、胃肠减压，待肠功能逐渐恢复、肛门排气后，方可拔除胃肠减压管。拔除胃管当日可进清流食，第 2 日进流质饮食，第 3 日进半流食，逐渐过渡到普食。

5. 营养支持

维持水、电解质和酸碱平衡，增加营养。维生素主要是在小肠被吸收；小肠部分切除后，要及时补充维生素 C、维生素 D、维生素 K 和复合维生素 B 等和微量元素钙、镁等，可经静脉、肌内注射或口服进行补充，预防贫血，促进伤口愈合。

八、健康指导

（1）注意饮食卫生，避免暴饮暴食；进食易消化食物，少食刺激性食物；避免腹部受凉和饭后剧烈活动，保持排便通畅。

（2）注意适当休息，加强锻炼，增加营养，特别是回肠切除的患者要长期定时补充维生素 B_{12} 等营养素。

（3）定期门诊随访，若有腹痛、腹胀、停止排便及伤口红、肿、热、痛等不适，应及时就诊。

（4）加强社会宣传，增进劳动保护、安全生产、安全行车、遵守交通规则等知识，避免损伤等意外的发生。

（5）普及各种急救知识，在发生意外损伤时，能进行简单的自救或急救。

（6）无论腹部损伤的轻重，都应经专业医务人员检查，以免贻误诊治。

第四节　腹股沟疝护理

腹股沟区位于下腹部前外侧壁，为左右各一的三角形区域，其上界为髂前上棘至腹直肌外侧缘的水平线，下界为腹股沟韧带，内界为腹直肌外缘。成人腹股沟管长 4～5 cm，位于腹前壁、腹股沟韧带的内上方，相当于腹内斜肌、腹横肌弓状下缘与腹股沟韧带之间的斜行裂隙，其走向由外向内、由上向下、由深向浅斜行。有两口和四壁。内口即深环，是腹横筋膜中卵圆形的裂隙；外口即浅环，是腹外斜肌腱膜下方的三角形裂隙。腹股沟管的前壁有皮肤、皮下组织和腹外斜肌筋膜，但外侧 1/3 部分尚有腹内斜肌覆盖；后壁有腹横筋膜和腹膜，内侧 1/3 尚有腹股沟镰；上壁有腹内斜肌、腹横肌的弓状下缘；下壁有腹股沟韧带和腔隙韧带。女性腹股沟管内有子宫圆韧带通过，男性则有精索通过。

一、病因病机

发生在腹股沟区的腹外疝统称为腹股沟疝。腹股沟疝可分为腹股沟斜疝和腹股沟直疝，以斜疝最常见，占全部腹外疝的 75%～90%。疝囊经腹壁下动脉外侧的腹股沟管内环（深环）突出，向内、向下、向前斜行经过腹股沟管，再穿出腹股沟管外环（皮下环、浅环）进入阴囊者，称为腹股沟斜疝。疝囊经腹壁下动脉内侧的直疝三角直接突出，不经内环，也不进入阴囊，称为腹股沟直疝。

（一）腹股沟斜疝

1. 先天性因素

婴儿出生后，若鞘突不闭锁或闭锁不全，则与腹腔相通；当小儿啼哭、排便等腹内压力增加时，鞘突则成为先天性斜疝的疝囊。因右侧睾丸下降比左侧略晚，鞘突闭锁也较迟，故右侧斜疝多于左侧。

2. 后天性因素

腹股沟区解剖缺损、腹壁肌或筋膜发育不全；腹内压力增加时，内环处的腹膜自腹壁薄弱处向外突出形成疝囊，腹腔内器官、组织也随之进入疝囊。

（二）腹股沟直疝

直疝三角的外侧边为腹壁下动脉，内侧边为腹直肌外侧缘，底边为腹股沟韧带。此处腹壁缺乏完整的腹肌覆盖，且腹横筋膜比周围部分薄，因此易发生疝。腹股沟直疝在此由后向前突出。

二、临床表现

（一）腹股沟斜疝

1. 易复性斜疝

腹股沟区有肿块，偶有胀痛感。肿块多呈带蒂柄的梨形，可降至阴囊或大阴唇。常在站立、行走、咳嗽或用力时出现，平卧休息或用手将肿块向腹腔内推送，肿块可向腹腔回纳并消失。以手指通过阴囊皮肤伸入外环，可感外环扩大，嘱患者咳嗽时，手指有冲击感。用手指紧压腹股沟深环，让患者起立并咳嗽等腹压增高时，疝块不再出现，移去手指，则可见疝块由外上方向内下突出。疝内容物若为肠襻，肿块柔软光滑，叩之呈鼓音，并常在肠襻回纳入腹腔时发出咕噜声；若为大网膜，则肿块坚韧，叩呈浊音，回纳缓慢。

2. 难复性斜疝

除胀痛稍重外，主要特点是疝块不能完全回纳。

3. 嵌顿性疝

发生于强体力劳动或用力排便等腹内压骤增时。疝块突然增大，伴有明显疼痛，平卧或用手推送不能使之回纳。肿块张力高且硬度大，有明显触痛。若嵌顿内容物为肠襻，可伴有机械性肠梗阻的临床表现。疝一旦嵌顿，自行回纳的机会较少，如不及时处理，多数患者的症状逐步加重，最后发展成为绞窄性疝。

4. 绞窄性疝

临床症状多且较严重。肠襻坏死穿孔时，疼痛可因疝内压力骤降而暂时有所缓解。因此，疼痛减轻而肿块仍存在时，不可误认为是病情好转。绞窄时间较长者，可因疝内容物继发感染，侵及周围组织而引起疝被盖组织的急性炎症，严重者可发生脓毒血症。

（二）腹股沟直疝

多见于老年人。站立时，在腹股沟内侧端、耻骨结节外上方见一半球形肿块由直疝三角突出，不进入阴囊，且无疼痛及其他症状，疝基底较宽；平卧后肿块多能自行回纳腹腔而消失，极少发生嵌顿。腹股沟直疝与腹股沟斜疝的鉴别要点见表6-1。

表6-1　腹股沟斜疝与腹股沟直疝的鉴别

鉴别点	斜疝	直疝
发病年龄	多见于儿童及青壮年	多见于老年
突出途径	经腹股沟管突出，可进阴囊	由直疝三角突出，不进阴囊
疝块外形	椭圆或梨形，上部呈蒂柄状	半球形，基底较宽
回纳疝块后压住深环	疝块不再突出	疝块仍可突出
精索与疝囊的关系	精索在疝囊后方	精索在疝囊前外方
疝囊颈与腹壁下动脉的关系	疝囊颈在腹壁下动脉外侧	疝囊颈在腹壁下动脉内侧
嵌顿机会	较多	极少

三、治疗方法

根据病史、典型临床表现，一般可明确诊断。除少数特殊情况外，腹股沟疝一般均应尽早施行手术治疗。

（一）非手术治疗

半岁以下婴幼儿可暂不手术，用绷带压住腹股沟管深环，防止疝块突出。对年老体弱或有严重疾病不能耐受手术者，可用疝带压住内环，防止腹腔内容物突出。

（二）手术治疗

手术的基本原则是关闭疝门即内环口，加强或修补腹股沟管壁。手术方法有：①疝囊高位结扎术。②疝修补术：包括传统的疝修补术、无张力疝修补术和经腹腔镜疝修补术。

（三）嵌顿性疝和绞窄性疝的处理

（1）嵌顿性疝原则上需紧急手术治疗，但下列情况可试行手法复位：①嵌顿时间在3～4 h以内，局部压痛不明显且无腹膜刺激征者。②年老体弱或伴有较严重疾病而肠襻未绞窄坏死者。

（2）绞窄性疝的内容物已坏死者，应及时手术。

四、护理诊断

（1）疼痛：与疝块突出、嵌顿或绞窄及术后切口张力较大有关。

（2）体液不足：与嵌顿疝或绞窄性疝引起的机械性肠梗阻有关。

（3）潜在并发症：如术后阴囊水肿、切口感染复发。

五、护理措施

（一）非手术治疗患者的护理

卧床休息，下床活动时应压住疝环口。对引起腹内压力升高的因素，如咳嗽、便秘、排尿困难等，应给予相应处理。指导患者合理饮食，保持排便通畅，吸烟者应戒烟。密切观察腹部情况，若发生明显腹痛，伴疝块突然增大，需警惕是否有嵌顿疝，应立即通知医师，并做好紧急手术准备。

（二）手术治疗患者的护理

1. 术前护理

做好心理护理。备皮，术前晚灌肠，以防术后腹胀及排便困难。嵌顿疝伴有肠梗阻者，应禁食、胃肠减压，纠正水、电解质及酸碱平衡失调，尽早应用抗生素抗感染等。其他同非手术治疗患者的护理。

2. 术后护理

（1）体位与活动：术后平卧 3 天，膝下垫一软枕，使髋关节微屈，以降低腹内压力和切口张力，有利于切口愈合和减轻切口疼痛。一般术后 3～5 天可离床活动。

（2）饮食：术后 6～12 h，患者若无恶心、呕吐，可进流质，次日可进软食或普食。肠切除吻合术后应禁食、胃肠减压，肠功能恢复后可进流质，逐渐过渡为半流质、普食。

（3）防止腹内压力升高：避免受凉引起咳嗽，指导患者咳嗽时用手按压保护切口。鼓励患者多饮水、多吃粗纤维食物，保持大便通畅，便秘时给予通便药物。

（4）减轻疼痛：取舒适体位，必要时遵医嘱应用止痛药。

（5）并发症的预防：为避免阴囊内积血、积液以及阴囊水肿，术后可用丁字带将阴囊托起，并密切观察阴囊肿胀情况。预防切口感染，合理应用抗生素。及时更换并保持切口敷料干燥。密切观察切口愈合情况，一旦发现感染征象，应尽早处理。

六、健康指导

告知患者预防和及时治疗使腹内压升高的各种疾病，如剧烈咳嗽、便秘等；出院后应逐渐增加活动量，3个月内避免重体力劳动或提举重物；定期随诊，若有疝复发，应及早诊治。

第五节　直肠肛管疾病护理

直肠位于盆腔的后部，上接乙状结肠，下连肛管，长12～15 cm。上段直肠前面的腹膜返折成为直肠膀胱陷凹或直肠子宫陷凹。直肠的主要功能是吸收、分泌和排便。

肛管上至齿状线，下至肛门缘，全长3～4 cm。直肠与肛管周围以肛提肌为界有数个间隙，包括骨盆直肠间隙、坐骨肛管间隙、直肠后间隙和肛门周围间隙。这些间隙是肛周脓肿的常见部位。肛管的主要功能是排便。

齿状线上下的区别见表6-2。

表6-2　齿状线上下的区别

部位	组织	动脉	静脉	神经支配	淋巴回流
齿状线以上	黏膜	直肠上动脉	直肠上静脉丛，回流至门静脉	自主神经支配，无痛觉	至腹主动脉周围或髂内淋巴结
齿状线以下	皮肤	肛管动脉	直肠下静脉丛，回流至下腔静脉	阴部内神经支配，痛觉敏锐	腹股沟淋巴结及髂外淋巴结

一、临床分型

（一）痔

痔是齿状线上下的静脉迂曲、扩张所形成的团块。

1. 病因

①解剖因素：位置低，静脉内没有静脉瓣，周围支撑力较差，回流不好。②腹内压增高：便秘、妊娠等。③其他因素：周围组织感染、年老体弱、营养不良等。

2. 临床表现

①内痔：位于齿状线以上，由直肠上静脉迂曲、扩张所致，表面覆盖黏膜。主要表现为无痛性便血和痔核脱出。可分为三期：第一期，主要表现为排便时无痛性出血，但是不伴有痔核脱出；第二期，主要是便血加重，同时伴有痔块脱出，但便后能自行还纳；第三期，便血减轻，主要以痔核脱出为主，脱出的痔核不能自行还纳。②外痔：位于齿状线以下，由直肠下静脉迂曲、扩张所致，表面覆盖皮肤。常无明显的症状，但容易形成血栓性外痔，引起肛门周围疼痛。③混合痔：由直肠上下静脉迂曲、扩张所致，表面覆盖皮肤和黏膜，兼有两者特点。

3. 治疗方法

①一般治疗：适用于一期内痔。主要方法是预防便秘、温水坐浴、药物的使用、对症疗法和手法治疗。②注射治疗：使用硬化剂使静脉闭塞。③冷冻治疗：适用于较小的出血性外痔。④手术治疗：适用于上述方法无效的情况。

（二）肛裂

肛裂是肛管皮肤全层裂开，多见于肛管后正中线。

1. 病因

长期便秘是主要的病因。

2. 临床表现

①疼痛：是主要的症状，表现为排便时及便后肛门疼痛。②便秘：因为疼痛不敢排便，所以使便秘加重。③出血：多为鲜血不与粪便混合。④肛门检查可见肛裂"三联征"。

3. 治疗方法

①一般治疗，保持排便通畅、温水坐浴、封闭疗法、麻醉下扩张肛管等。②手术治疗。

（三）直肠肛管周围脓肿

1. 病因

多由肛腺感染引起。

2. 临床表现

①肛门周围脓肿：最常见。主要表现为肛周持续性跳痛，排便、受压或咳嗽时加重，局部有红肿、触痛。常自行破溃形成低位肛瘘。②坐骨肛管间隙脓肿：初期局部体征不明显，以全身感染中毒症状为主，肛周疼痛加重。直肠指诊患处有触痛性肿块，脓肿破溃后可形成高位肛瘘。③骨盆直肠间隙脓肿：较少见。位置较深，全身感染中毒症状重而局部表现不明显。诊断主要靠穿刺。

3. 治疗方法

①脓肿未形成前：早期使用抗生素、局部理疗或热敷、温水坐浴、润肠通便。②脓肿形成后：切开引流。

（四）肛瘘

肛瘘是肛管或直肠远端与肛周皮肤间形成的慢性感染性瘘管。

1. 病因

多由直肠肛管周围脓肿处理不当引起。

2. 分类

①按瘘管和瘘口的多少分为单纯性肛瘘、复杂性肛瘘。②按瘘的位置分为低位瘘、高位瘘。③按瘘管外口的位置分为外瘘、内瘘。

3. 临床表现

典型症状是肛周外口流脓、肛门周围湿疹和瘙痒。局部检查可见肛周皮肤上有单个或多个瘘口，呈红色乳头状隆起。直肠指诊可以扪及条索状瘘管。

4. 治疗原则

肛瘘不能自愈，必须手术治疗。低位单纯性肛瘘行切开术，高位单纯性肛瘘行挂线疗法。

（五）直肠脱垂

直肠脱垂也称脱肛，是直肠壁部分或全部脱出肛门外。

1. 病因

①解剖因素：幼儿发育不全或年老体弱造成盆底软组织薄弱。②腹内压增高因素。③其他：如内痔反复脱出，引起黏膜脱垂。

2. 临床表现

主要症状是有肿物自肛门脱出。尤其是蹲位检查时明显，脱出的多是直肠。

3.治疗方法

①非手术治疗：加强营养；消除腹压增高因素；养成定时排便的习惯；一旦脱出及时复位。②注射疗法：适用于轻度直肠脱垂者。③手术治疗：适用于非手术治疗无效者。

二、护理评估

（1）健康史，如询问饮食情况、排便情况等。

（2）常见症状，便秘、疼痛、便血等。

（3）检查，根据病情采用不同的体位、直肠指诊、直肠镜。

三、护理措施

（一）一般护理

（1）多饮水，多进食富含纤维素的食物。忌饮酒及辛辣饮食。

（2）保持排便通畅。

（3）坚持每天适当地运动。

（4）保持肛门清洁。

（5）肛门坐浴。

（6）注意病情观察和症状护理。

（二）术前护理

手术前 1 日进少渣饮食，每晚肛门坐浴；手术前排空大便，必要时灌肠。

（三）术后护理

（1）病情观察：观察生命体征、并发症、切口情况，发现情况及时处理。

（2）对症治疗：止痛等。

（3）饮食和排便：术后 1 日进流食，注意润肠通便。

（4）处理尿潴留。

（5）正确处理伤口。

第七章　泌尿外科常见病护理

第一节　肾损伤护理

一、病因病机

　　肾脏隐藏于腹膜后，一般受损伤机会很少，但肾脏为一实质性器官，结构比较脆弱，外力强度稍大即可造成肾脏的创伤。肾损伤大多为闭合性损伤，占60% ~ 70%。直接暴力，如腰、腹部受硬物撞击或车辆撞击，肾受到沉重打击或被推向肋缘而发生损伤；肋骨和腰椎骨折时，骨折片可刺伤肾。间接暴力，如身体从高处落下、足跟或臀部着地时发生对冲力，可引起肾或肾蒂伤。开放性损伤多见于战时和意外事故，常伴有胸腹部创伤，在临床上按其损伤的严重程度可分为肾挫伤、肾部分裂伤、肾全层裂伤、肾蒂损伤、病理性肾破裂等类型。

二、临床表现

　　（1）一般情况：患者可有腰痛或上腹部疼痛、发热。大出血时可有血流动力学不稳定的表现，如面色苍白、四肢发凉等。

　　（2）血尿：损伤后血尿是肾损伤的重要表现，多为肉眼血尿，血尿的轻重程度与肾脏损伤严重程度不一定一致。

　　（3）疼痛：局限于上腹部及腰部，若血块阻塞输尿管，则可引起绞痛。

　　（4）肿块：因出血和尿外渗引起腰部不规则的弥散性胀大的肿块，常伴肌强直。

　　（5）休克：面色苍白、心率加快、血压降低、烦躁不安等。

　　（6）高热：由血、尿外渗后引起肾周感染所致。

三、辅助检查

1. 专科体检

　　上腹部及腰部压痛，腹部包块。刀伤或穿透伤累及肾脏时，伤口可流出大量鲜血。出血量与肾脏损伤程度以及是否伴有其他脏器或血管损伤有关。

2. 实验室检查

尿中含大量红细胞。血红蛋白与血细胞比容持续降低提示有活动性出血。血白细胞数增多应注意是否存在感染灶。

3. 特殊检查

早期积极的影像学检查可以发现肾损伤部位、程度、有无尿外渗或肾血管损伤以及对侧肾情况。根据病情轻重，除需紧急手术外，有选择地应用以下检查。

（1）CT扫描：可清晰显示肾皮质裂伤、尿外渗和血肿范围，显示无活力的肾组织，并可了解与周围组织和腹腔内其他脏器的关系，为首选检查。

（2）B型超声检查：能提示肾损害的程度，包膜下和肾周血肿及尿外渗情况。且为无创检查，病情重时更有实用意义，并有助于了解对侧肾情况。

（3）排泄性尿路造影：使用大剂量造影剂行静脉推注造影，可发现造影剂排泄减少，肾、腰大肌影消失，脊柱侧凸以及造影剂外渗等，可评价肾损伤的范围和程度。

（4）动脉造影：对于尿路造影未能提供肾损伤的部位和程度，尤其是伤侧肾未显影，选择性肾动脉造影可显示肾动脉和肾实质损伤情况。若伤侧肾动脉完全梗阻，表示为创伤性血栓形成，宜紧急施行手术。有持久性血尿者，动脉造影可以了解有无肾动静脉瘘或创伤性肾动脉瘤，但系有创检查，已少用。

（5）逆行肾盂造影：易招致感染，不宜应用。

四、鉴别诊断

1. 腹腔脏器损伤

主要为肝、脾损伤，有时可与肾损伤同时发生。表现为出血、休克等危急症状，有明显的腹膜刺激症状。腹腔穿刺可抽出血性液体。尿液检查无红细胞。超声检查肾脏无异常发现。静脉尿路造影（IVU）示肾盂、肾盏形态正常，无造影剂外溢情况。

2. 肾梗死

表现为突发性腰痛、血尿、血压升高；IVU示肾显影迟缓或不显影。逆行肾盂造影可发现肾被膜下血肿征象。肾梗死患者往往有心血管疾患或肾动脉硬化病史，血清乳酸脱氢酶及碱性磷酸酶升高。

3. 自发性肾破裂

突然出现腰痛及血尿症状。体检示腰腹部有明显压痛及肌紧张，可触及边缘不清的囊性肿块。IVU检查示肾盂、肾盏变形和造影剂外溢。B超检查示肾集合系统紊乱，肾周围有液性暗区。一般无明显的创伤史，既往多有肾肿瘤、肾结核、肾积水等病史。

五、治疗方法

肾损伤的处理与损伤程度直接相关。轻微肾挫伤经短期休息可以康复，多数肾挫裂伤可用保守治疗，仅少数需手术治疗。

（一）紧急治疗

有大出血、休克的患者需迅速给予抢救措施，观察生命体征，进行输血、复苏，同时明确有无并发其他器官损伤，做好手术探查的准备。

（二）保守治疗

（1）绝对卧床休息2～4周，病情稳定，血尿消失后才可允许患者离床活动。通常损伤后4～6周肾挫裂伤才趋于愈合，过早过多离床活动，有可能再度出血。恢复后2～3个月内不宜参加体力劳动或竞技运动。

（2）密切观察，定时测量血压、脉搏、呼吸、体温，注意腰、腹部肿块范围有无增大。观察每次排出的尿液颜色的深浅变化。定期检测血红蛋白和血细胞比容。

（3）及时补充血容量和热量，维持水、电解质平衡，保持足够尿量，必要时输血。

（4）应用广谱抗生素以预防感染。

（5）使用止痛剂、镇静剂和止血药物。

（三）手术治疗

1.开放性肾损伤

几乎所有这类损伤的患者都要施行手术探查，特别是枪伤或从前面腹壁进入的锐器伤，需经腹部切口进行手术，清创、缝合及引流并探查腹部脏器有无损伤。

2.闭合性肾损伤

（1）一旦确定为严重肾裂伤、肾碎裂及肾蒂损伤，需尽早经腹入路施行手术。

（2）若肾损伤患者在保守治疗期间发生以下情况，需施行手术治疗。①经积极抗休克后生命体征仍未见改善，提示有内出血。②血尿逐渐加重，血红蛋白和血细胞比容继续降低。③腰、腹部肿块明显增大。④有腹腔脏器损伤可能。

（3）手术方法：经腹部切口施行手术，先探查并处理腹腔损伤脏器，再切开后腹膜，暴露肾静脉、肾动脉，并阻断之，而后切开肾周围筋膜和肾脂肪囊，探查患肾。先阻断肾蒂血管，并切开肾周围筋膜，快速清除血肿，依具体情况决定做肾修补、部分肾切除术或肾切除。必须注意，在未控制肾动脉之前切开肾周围筋膜，往往难以控制出血，而被迫施行肾切除。只有在肾严重碎裂或肾血管撕裂，无法修复，而对侧肾良好时，才能施行肾切除。肾实质破损不大时，可在清创与止血后，用脂肪或网膜组织填入肾包膜缝合处，完成一期缝合。既消除了无效腔，又减少了血肿引起继发性感染的机会。肾动脉损伤性血栓形成一旦被确诊即应手术取栓，并可行血管置换术，以挽救肾功能。

（四）并发症及其处理

常由血或尿外渗以及继发性感染等引起。腹膜后囊肿或肾周脓肿可切开引流。输尿管狭窄、肾积水需施行成形术或肾切除术。恶性高血压要做血管修复或肾切除术。动静脉瘘和假性肾动脉瘤应予以修补，如在肾实质内则可行部分肾切除术。持久性血尿可施行选择性肾动脉造影及栓塞术。

六、护理要点

（一）护理评估

1.健康史

详细了解受伤的原因、部位、受伤的经过、以往的健康状况等。一般都有创伤史，可有腰痛、血尿、腰部肿块等症状体征，出血严重时出现休克。定时查血、尿常规，根据血尿指标、血红蛋白变化评估伤情。

2.身体状况

（1）血尿：是肾损伤的主要症状。肾挫伤时血尿轻微，肾部分裂伤或肾全层裂伤时，可出现大量肉眼血尿。当血块堵塞输尿管、肾盂或输尿管断裂、肾蒂血管断裂时，血尿可不明显，甚至无血尿。

（2）疼痛：肾包膜张力增加、肾周围软组织损伤，可引起患侧腰、腹部疼痛；血液、尿液渗入腹腔或伴有腹部器官损伤时，可出现全腹痛和腹膜刺激征；血块通过输尿管时，可发生肾绞痛。

（3）腰、腹部包块：血液、尿液渗入肾周围组织，可使局部肿胀形成包块，可有触痛。

（4）休克：严重的肾损伤，尤其是合并其他器官损伤时，易引起休克。

（5）发热：肾损伤后，由于创伤性炎症反应，伤区血液、渗出液及其他组织的分解产物吸收引起发热，多为低热；由于血肿、尿外渗继发感染引起的发热多为高热。

3. 心理状况

由于突发的暴力致伤，或因损伤出现大量肉眼血尿、疼痛、腰腹部包块等表现时，患者常有恐惧、焦虑等心理状态。

（二）护理诊断

（1）不舒适：与疼痛等有关。

（2）恐惧、焦虑：与损伤后出现血尿等有关。

（3）有感染的危险：与损伤后免疫力降低有关。

（4）体温过高：与损伤后的组织产物吸收和血肿、尿外渗继发感染等有关。

（三）护理目标

（1）疼痛不适感减轻或消失。

（2）情绪稳定，能安静休息。

（3）患者发生感染和休克的危险性降低，未发生感染和休克。

（4）体温正常。

（四）护理措施

1. 非手术治疗及手术前患者的护理

（1）嘱患者绝对卧床休息 2～4 周，待伤情稳定、血尿消失 1 周后方可离床活动，以防再出血。

（2）迅速建立静脉输液通路，及时输血、输液，维持水、电解质及酸碱平衡，防止休克。

（3）急救护理：有大出血、休克的患者需配合医生迅速进行抢救及护理。

（4）心理护理：对恐惧不安的患者，给予心理疏导、安慰、体贴和关怀。

（5）伤情观察：患者的生命体征；血尿的变化；腰、腹部包块大小的变化；腹膜刺激征的变化。

（6）配合医生做好影像学检查前的准备工作。

（7）做好必要的术前常规准备，以便随时中转手术。

2. 手术后患者的护理

（1）卧床休息：肾切除术后需卧床休息 2～3 天，肾修补术、肾部分切除术或肾周引流术后需卧床休息 2～4 周。

（2）饮食：禁食 24 h，适当补液。肠功能恢复后进流质饮食，并逐渐过渡到普通饮食，但要注意少食易胀气的食物，以减轻腹胀。鼓励患者适当多饮水。

（3）伤口护理：保持伤口清洁干燥，注意无菌操作；注意观察有无渗血、渗尿，应用抗菌药物，预防感染。

3. 健康指导

（1）向患者介绍康复的基本知识，卧床的意义以及观察血尿、腰腹部包块的意义。

（2）告诉患者恢复后 3 个月内不宜参加重体力劳动或竞技运动。肾切除术后患者，应注意保护对侧肾，尽量不要应用对肾有损害的药物。

（3）定期到医院复诊。

第二节　膀胱损伤护理

膀胱空虚时位于骨盆深处，不易受损，膀胱充盈延伸至下腹部，且壁薄，在外力作用下可发生膀胱损伤。

一、疾病分类

（一）根据病因分类

1. 开放性损伤

由弹片、子弹或其锐器贯通所致，易合并有其他脏器损伤，如直肠、阴道损伤，形成腹壁尿瘘、膀胱直肠瘘或膀胱阴道瘘。

2. 闭合性挫伤

当膀胱充盈时，腹部受撞击、挤压、骨盆骨折片刺破膀胱壁等。

3. 医源性膀胱损伤

见于经尿道做膀胱器械检查或治疗下腹部手术等。

（二）根据损伤程度分类

1.膀胱挫伤

膀胱挫伤仅伤及黏膜或肌层，膀胱壁未穿破，局部出血或形成血肿，可出现血尿。

2.膀胱破裂

分腹膜内型与腹膜外型两类。①腹膜内型：膀胱壁破裂伴腹膜破裂，与腹腔相通，尿液流入腹腔，引起腹膜炎。多见于膀胱后壁和顶部损伤。有病变的膀胱（如膀胱结核）过度膨胀，可发生自发性破裂。②腹膜外型：膀胱壁破裂，但所覆盖的腹膜完整。尿液外渗到膀胱周围组织及耻骨后间隙，沿骨盆筋膜到盆底或沿输尿管周围疏松组织蔓延到肾区。

二、临床表现

膀胱壁轻度挫伤仅有下腹部疼痛和少量终末血尿，短期自行消失；膀胱破裂时，不同病理类型而有其特殊临床表现。

（1）休克：骨盆骨折所致剧痛、大出血；膀胱破裂引起尿外渗及腹膜炎，伤势严重者常发生休克。

（2）腹痛：腹膜外破裂时，尿外渗及血肿引起下腹部疼痛、压痛及肌紧张，直肠指检可触及肿物和触痛；腹膜内破裂时，引起急性腹膜炎症状，并有移动性浊音。

（3）血尿和排尿困难：有尿意，但不能排尿或仅排出少量血尿。当血块堵塞尿道或尿外渗到膀胱周围、腹腔内，则无尿液自尿道排出。

（4）尿瘘：开放性损伤，可引起体表伤口漏尿；如与直肠、阴道相通，则经肛门、阴道漏尿。闭合性损伤在尿外渗感染后破溃，可形成尿瘘。

三、诊断要点

（1）病史及体格检查：有明显外伤史及上述典型的临床表现。

（2）导尿试验：导尿管能顺利插入膀胱，但只能引流出少量尿液；经导尿管注入生理盐水 200 mL，5 min 后吸出，如液体进出量差异很大，提示膀胱破裂。

（3）X 线检查：腹部平片可发现骨盆或其他骨折。膀胱造影自导尿管注入造影剂 300 mL，拍摄注入造影剂和排出造影剂后膀胱造影片，如造影剂有外漏，则为膀胱破裂。

（4）B 超：可观察到膀胱壁连续性是否中断，在超声监视下经导尿管注入生理盐水，有时可见膀胱破裂口有液体流动征象。

四、辅助检查

（一）导尿试验

导尿管虽可以顺利插入膀胱，但仅能引流出少量血尿，甚至无尿液流出。为鉴别是否尿道损伤，此时经导尿管注入无菌等渗盐水 200 mL，片刻后吸出，若液体进出量差异很大，则提示膀胱破裂。

（二）X 线检查

①腹部平片：可以发现骨盆或其他部位骨折。②膀胱造影：自导尿管注入 15% 泛影葡胺溶液 300 mL，摄片可以发现造影剂漏至膀胱外；排出造影剂后再摄片，更能显示遗留于膀胱外的造影剂。腹膜内型膀胱破裂时，可注入空气造影，若空气进入腹膜腔，于膈下见到游离气体，则为腹膜内破裂。同时，空气造影还可减少造影剂对腹膜的刺激，减少并发症的发生。

五、治疗方法

膀胱破裂的处理原则有三点：①完全的尿路改道。②膀胱周围及其他尿外渗部位充分引流。③关闭膀胱壁缺损。

（一）紧急处理

对严重损伤、出血导致休克者，积极抗休克治疗，如输血、输液、镇静、止痛、止血等。膀胱破裂时尽早应用抗生素预防感染。

（二）保守治疗

膀胱挫伤或早期较小的膀胱破裂，膀胱造影仅有少量造影剂外漏，可留置导尿管 7 ～ 10 天，保持导尿管通畅，应用抗生素预防感染，破口可自愈。

（三）手术治疗

较重的膀胱破裂，需尽早手术清除外渗尿液，修补膀胱裂口，在腹膜外做耻骨上膀胱造瘘，充分引流膀胱内尿液。

六、护理评估

（一）健康史

主要是详细了解患者受伤的原因、部位和受伤的经过，致伤物的性质，受伤当时膀胱是否充盈等。

（二）身体状况

（1）血尿和排尿困难：膀胱轻度挫伤时，患者仅有少量血尿，短期内即可自行消失；损伤严重时，可有大量血尿；当有血块堵塞尿道或尿外渗到膀胱周围和（或）腹腔内时，则出现排尿困难或仅流出少量血尿。

（2）腹部疼痛：腹膜外型膀胱破裂时，下腹部疼痛，耻骨上方有压痛和腹肌紧张；腹膜内型膀胱破裂时，疼痛由下腹部扩展至全腹部，可出现急性腹膜炎的症状。

（3）休克：骨盆骨折所致的疼痛、大出血、膀胱破裂引起的尿外渗和急性腹膜炎，可导致休克。

（4）尿瘘：膀胱破裂与体表伤口相通时，可引起伤口漏尿；与直肠、阴道相通时，则可引起膀胱直肠瘘、膀胱阴道瘘。闭合性损伤在尿外渗感染后破溃，也可形成尿瘘。

（三）心理状况

因损伤后出现血尿、排尿困难，患者常有恐惧、焦虑等心理反应。

七、护理诊断

（1）疼痛：与局部组织损伤、血肿、尿液外渗等有关。
（2）恐惧、焦虑：与损伤后出现血尿和（或）排尿困难有关。
（3）排尿异常：与膀胱破裂、尿液外渗等有关。
（4）有感染的危险：与损伤后出现血尿、尿液外渗、留置各种引流管等有关。

八、护理目标

（1）疼痛减轻或消失。
（2）情绪稳定，能安静休息。

（3）恢复正常排尿。

（4）使患者发生感染的危险性降低或不发生感染。

九、护理措施

1. 非手术治疗及手术前患者的护理

（1）解除疼痛：按医嘱给予镇静止痛治疗。

（2）心理护理：主动与患者交谈，帮助患者解除恐惧、焦虑，使患者能安静休息。

（3）观察有无休克。

（4）保持导尿管引流通畅，观察并记录引流液的量、颜色和性状。

（5）按医嘱及早应用抗生素，防止感染。

2. 手术后患者的护理

（1）体位：麻醉作用消失且血压平稳后，可取半卧位，以利于呼吸和引流。

（2）观察伤情，如生命体征、腹部症状、各种引流管的引流情况、手术切口及创面愈合情况。

（3）预防感染：严格无菌操作，用消毒棉球擦拭尿道口及导尿管周围，合理应用抗生素等。

（4）留置导尿管的护理：妥善固定导尿管及连接管，冲洗膀胱，并保持导尿管的通畅；观察引流液的量、颜色和性状；每天用消毒棉球擦洗尿道外口及尿道外口处的导尿管2次。

（5）耻骨上膀胱造口管的护理：①保持造口管引流通畅，避免引流管扭曲、受压或堵塞。②保护造口周围皮肤，保持清洁干燥。③暂时性膀胱造口，一般留置1～2周，拔管前须先夹管，观察能否自行排尿，排尿通畅方可拔除造口管；若同时留置的有导尿管，应先拔除导尿管，然后再考虑拔除膀胱造口管。

（6）尿外渗切开引流的护理：对有尿外渗多处切开引流的患者，应观察引流液的量和性状，敷料浸湿或污染应及时更换。

十、健康指导

（1）向患者介绍本病康复的基本知识。

（2）向患者解释适当多饮水的意义。

（3）向带有膀胱造口管的患者介绍其护理知识。

第三节　尿道损伤护理

尿道损伤较为常见，患者多为男性。男性尿道较长，以尿生殖膈为界，分为前后两部分，前尿道包括球部和阴茎部，后尿道包括前列腺部和膜部。前尿道损伤多发生在球部，后尿道损伤多在膜部。

一、疾病分类

（一）根据损伤病因分类

1. 开放性损伤

因子弹、弹片、锐器伤所致，常伴有阴茎、阴囊、会阴部贯通伤。

2. 闭合性损伤

会阴部骑跨伤，将尿道挤向耻骨联合下方，引起尿道球部损伤。骨盆骨折可引起尿生殖膈移位，产生剪力，使膜部尿道撕裂或撕断。经尿道器械操作不当可引起球部与膜部交界处尿道损伤。

（二）根据损伤程度病理分类

1. 尿道挫伤

尿道内层损伤，阴茎筋膜完整，仅有水肿和出血，可以自愈。

2. 尿道裂伤

尿道壁部分全层断裂引起尿道周围血肿和尿外渗，愈合后可引起尿道狭窄。

3. 尿道断裂

尿道完全断裂时，断部退缩、分离，血肿和尿外渗明显，可发生尿潴留。

二、临床表现

（1）休克：骨盆骨折所致尿道损伤，一般较严重，常因合并大出血，引起创伤性、失血性休克。

（2）疼痛：尿道球部损伤时会阴部肿胀、疼痛，排尿时加重。后尿道损伤时，下腹部疼痛、局部压痛、肌紧张，伴骨盆骨折者，移动时加剧。

（3）排尿困难：尿道挫伤时因局部水肿或疼痛性括约肌痉挛，出现排尿困难。尿道断裂时，不能排尿，发生急性尿潴留。

（4）尿道出血：前尿道损伤即使不排尿时也可见尿道外口血液滴出；后尿道

损伤尿道口无流血或仅少量血液流出。

（5）尿外渗及血肿：尿生殖膈撕裂时，会阴、阴囊部出现血肿及尿外渗，并发感染时则出现全身中毒症状。

三、辅助检查

（1）病史及体格检查：有明显外伤史及上述典型的临床表现。

（2）导尿：轻缓插入导尿管，如顺利进入膀胱，说明尿道是连续而完整的。若一次插入困难，不应勉强反复试插，以免加重损伤及感染，尿道损伤并骨盆骨折时一般不易插入导尿管。

（3）X线检查：可显示骨盆骨折情况，必要时从尿道注入造影剂 20 mL，确定尿道损伤部位、程度及造影剂有无外渗，了解尿液外渗情况。

四、治疗方法

（一）紧急处理

损伤严重伴失血性休克者，应及时采取输血、输液等抗休克措施。骨盆骨折患者须平卧，勿随意搬动，以免加重损伤。尿潴留不宜导尿或未能立即手术者，可行耻骨上膀胱穿刺，吸出膀胱内尿液。

（二）保守治疗

尿道挫伤及轻度损伤，症状较轻、尿道连续性存在而无排尿困难者；排尿困难或不能排尿、插入导尿管成功者，留置尿管 1～2 周。使用抗生素预防感染，一般无须特殊处理。

（三）手术治疗

（1）前尿道裂伤导尿失败或尿道断裂：行经会阴尿道修补或断端吻合术，并留置导尿管 2～3 周。病情严重、会阴或阴囊形成大血肿及尿外渗者，施行耻骨上膀胱穿刺造瘘术；3 个月后再修补尿道，并在尿外渗区做多个皮肤切口，深达浅筋膜下，以引流外渗尿液。

（2）骨盆骨折致后尿道损伤：病情稳定后，行耻骨上高位膀胱造瘘术。一般在 3 周内能恢复排尿；如不能恢复排尿，则留置造瘘管 3 个月；二期施行解除尿道狭窄的手术。

（3）并发症处理：为预防尿道狭窄，待患者拔除导尿管后，需定期做尿道扩张术。对于晚期发生的尿道狭窄，可用腔内技术行经尿道切开或切除狭窄部的瘢痕组织，或于伤后 3 个月经会阴部切口切除瘢痕组织，做尿道端 – 端吻合术。后尿道合并肠损伤，应立即修补，并做暂时性结肠造瘘。如并发尿道直肠瘘，应待 3 ～ 6 个月后再施行修补手术。

五、护理评估

1. 健康史

搜集病史资料时，要注意询问受伤的原因、受伤时的姿势，是否有骑跨伤、骨盆骨折或经尿道的器械检查治疗史。

2. 身体状况

（1）尿道出血：前尿道损伤，即使在不排尿时也可见尿道外口血液滴出；后尿道损伤，尿道外口不流血或仅少量血液流出；排尿时，可出现血尿。

（2）疼痛：前尿道损伤时，受伤处疼痛，有时可放射到尿道外口，排尿时疼痛加重；后尿道损伤时，疼痛位于下腹部，在移动时出现或加重。

（3）排尿困难与尿潴留：尿道挫裂伤时，因损伤和疼痛导致尿道括约肌痉挛，发生排尿困难；尿道断裂时，可引起尿潴留。

（4）局部血肿和瘀斑：骑跨伤或骨盆骨折造成尿生殖膈撕裂时，可发生会阴、阴囊部肿胀、瘀斑和血肿。

（5）尿液外渗：前尿道损伤时，尿液外渗至会阴、阴囊、阴茎部位，有时向上扩展至腹壁，造成这些部位肿胀；后尿道损伤时，尿液外渗至耻骨后间隙和膀胱周围。

（6）直肠指检：尿道膜部完全断裂后，可触及前列腺尖端浮动；若指套上染有血迹，提示可能合并直肠损伤。

（7）休克：骨盆骨折合并后尿道损伤，常有休克表现。

3. 心理状况

可因尿道出血、疼痛、排尿困难等而出现焦虑，有的患者担心发生性功能障碍而加重焦虑，甚至出现恐惧。

六、护理诊断

（1）疼痛：与损伤、尿液外渗等有关。

（2）焦虑：与尿道出血、排尿障碍以及担心预后等有关。

（3）排尿异常：与创伤、疼痛、尿道损伤等有关。

（4）有感染的危险：与尿道损伤、尿外渗等有关。

七、护理措施

1. 轻症患者的护理

主要是多饮水及预防感染。

2. 急重症患者的护理

（1）抗休克：安置患者于平卧位，尽快建立静脉输液通路，及时输液，严密观察生命征。

（2）解除尿潴留：配合医生试插导尿管，若能插入，即应留置导尿管；若导尿管插入困难，应配合医生于耻骨上行膀胱穿刺排尿或做膀胱造瘘术。

3. 饮食护理

能经口进食的患者，鼓励其适当多饮水，进高热量、高蛋白、高维生素的饮食。

4. 心理护理

对有心理问题的患者，进行心理疏导，帮助其树立战胜疾病的信心。

5. 留置导尿管的护理

同"膀胱损伤护理"。

6. 耻骨上膀胱造口管的护理

同"膀胱损伤护理"。

7. 尿液外渗切开引流的护理

同"膀胱损伤护理"。

八、健康指导

（1）向患者及其家属介绍康复的有关知识。

（2）嘱患者适当多饮水，以增加尿量，稀释尿液，预防泌尿系统感染和结石的形成。

（3）嘱尿道狭窄患者，出院后仍应坚持定期到医院行尿道扩张术。

第四节　肾结石护理

尿路结石是泌尿道最常见的疾病之一，发生于肾脏者称肾结石，男性患者多于女性患者，多发生在青壮年，21～50岁的患者占83.2%，左右侧发病相似，双侧占16%。在肾盂中的结石不活动而又无感染时，可长期无症状，只在腹部B超或摄腹部X线照片时偶尔发现，但大多数患者有或轻或重的临床表现。疼痛和血尿是肾结石的主要症状。肾结石的病理特点是易引起尿路梗阻，造成感染和肾功能不全，长期、慢性尿石刺激可诱发癌变。

一、病因病机

病因不明，可能与下列因素有关。

（一）环境因素

自然条件直接或间接地对人体起作用，有明显的地区性，热带地区、亚热带地区结石的发病率高，我国尿石症的发生，在南方也明显高于北方。个体从事高温、出汗多、饮水少的职业，如地质工作者、马拉松运动员、手术医生等易发生尿石症。

（二）个体因素

（1）遗传因素：对尿石症的发生有一定的作用，某些与遗传因素有关的疾病，如痛风、胱氨酸尿症、原发性肾小管性酸中毒、原发性高草酸尿症等均可引起尿石症。

（2）代谢因素：高钙血症、甲状旁腺功能亢进、甲状腺功能亢进、长期卧床、肿瘤、血液病、维生素D过多等，均可导致尿中钙排出过多而形成尿石症。尿中草酸排出过多也可引起尿石症，与摄取的食物有关。

（三）尿液酸碱度变化

尿偏碱性者易发生磷酸结石，尿为酸性者易发生尿酸结石、胱氨酸结石、黄嘌呤结石，尿路感染者的尿偏碱性，也易发生磷酸结石。

（四）尿流动力学改变

尿路梗阻性疾病如肾积水、输尿管或尿道狭窄、肿瘤、前列腺肥大、神经源性膀胱、巨大膀胱等都是结石的发病诱因，尿路阻塞时会引起尿液中形成的颗粒滞留，继续长大成结石。

二、临床表现

疼痛和血尿是肾结石的主要症状。

（1）疼痛：约75%的肾结石患者有腰痛。结石较大、在肾盂中移动度较小时，疼痛多为钝痛或隐痛。结石小、在肾盂内移动度大时，容易引起肾盂输尿管连接部梗阻而出现肾绞痛。典型的肾绞痛是一种突然发生的严重疼痛，呈阵发性发作，从腰部开始，沿输尿管向下，女性放射至膀胱，男性放射至睾丸，一般持续数分钟，亦可长达数小时。当疼痛剧烈时，患者常伴有恶心、呕吐、面色苍白、大汗淋漓等。

（2）血尿：一般较轻，肉眼难以看出。

（3）尿路感染：一部分患者并无上述的典型疼痛与血尿，只有感染的表现。

（4）尿潴留、排尿困难：结石阻塞膀胱和尿道间的开口所致。

（5）若输尿管长期阻塞，可能导致肾功能不全。

（6）尿中偶有结石或小砂粒排出。

三、护理措施

1. 疼痛的护理

①肾绞痛急性发作者须卧床休息；给予解痉止痛药物，如阿托品0.5 mg、哌替啶50～100 mg，肌内注射。②在局部配合应用热敷、针灸等。③有恶心、呕吐者，给予止吐剂加以控制。④安排适当的卧位。

2. 促进自行排石

①鼓励患者多饮水，使溶质处于稀释状态，保持大量的尿液形成，有利于结石排出。②水分摄取量每天需3000～4000 mL，尤其在流失量增加时，如天气炎热、发热等需增加液体的摄入量。③在24 h之内适当均匀地摄取水分，注意夜间饮水。④当患者出现呕吐、腹泻时，需静脉输液。⑤任何成分的结石，只要直径小于0.5 cm，均可采用中药排石疗法，让其自行排出。

3. 饮食护理

根据取出的结石或自行排出的结石及尿液分析结果，给予一定的饮食护理。①吸收性高钙尿者，控制乳制品，减少动物蛋白和糖的摄取，多食粗粮，避免摄取含大量维生素D的食物。②草酸钙结石或高草酸尿者，禁食菠菜、浓茶、啤酒、大黄和巧克力，限制西红柿、豆类、豆腐及一些水果如柑橘类、苹果等的摄入。③尿酸结石者应给予低嘌呤饮食，限制动物蛋白，禁食动物内脏，可摄取碱性饮食，包括奶类、豆类、绿色蔬菜、水果（除了橘子、李子、干梅）以调节尿液 pH。④胱氨酸结石者，应限制动物蛋白，摄取能碱化尿液的食物，如柑橘等。⑤磷酸镁铵、碳酸磷灰石等感染性结石者，应摄取能酸化尿液的食物，如蛋类、肉类、家禽类、鱼类、谷类及一些水果（葡萄、梅子、西红柿、南瓜等）。

4. 适当活动

①长期卧床者，骨组织易脱钙而导致高钙尿症，因此对固定不动者，需经常给予翻身或做肢体被动运动；对四肢活动障碍者可协助患者改变为坐位，以避免尿液淤积。②如患者无疼痛或呕吐等症状，可以做跳绳、跑步、上下台阶等运动，应量力而行，以不感到疲劳为宜。

5. 协助医师插入输尿管导管以促进结石排出

当用药、饮水排石效果不佳时，通常都会经由膀胱镜放入一条或两条输尿管导管，通过结石并留在结石的上方，利用机械方法来处理。①输尿导管留置时需注明左或右，记录引流量，且要注意固定，避免脱落。②输尿管下 1/3 处的结石，可由膀胱镜插入各种附有环圈和可展开的特殊导管以套取结石。

6. 手术的护理

①手术适应证：结石直径超过 1 cm；非手术治疗无效者；阻塞性结石引起进行性肾损伤；并发肾功能减退者。

②手术方式依患者和结石的具体情况而定，有肾盂输尿管切开取石、肾部分切开取石、肾切除等。

③术前护理：协助医师完成各种检查。有合并感染者，应待感染控制后再手术。加强营养，维持良好的营养状况。心理护理，对患者需做什么手术及其预后情况给予解释，消除顾虑，保持良好的心态。皮肤准备，根据手术部位而定，肾手术范围前至前正中线，后至后正中线，上至肋弓缘，下至髂嵴。其他术前指导，如手术种类和时间、麻醉的方法、减轻疼痛的方法，指导患者做深呼吸及有效咳嗽，女性患者必要时给予会阴冲洗或阴道灌洗。照术前 X 线片，明确结石位置，特别是对容易活动的结石更有必要。

④术后护理：指导患者做深呼吸运动，进行有效咳嗽及翻身，保持呼吸道通畅。协助患者取舒适体位。观察术后病情变化，密切注意血压、脉搏变化。观察尿液的颜色，术后 12 h 尿液大都带血色，若为鲜红色血尿，提示有出血征象；尿量应维持在每小时 50 mL 以上，观察尿量时应注意有无尿潴留、造瘘管的引出量及敷料有无渗湿等情况。保持伤口的干燥与无菌，有尿液外渗者应及时更换敷料；并注意保护伤口周围皮肤，可涂擦氧化锌软膏、鞣酸软膏等。保持床旁引流

管通畅、无菌，避免滑落、扭曲；同时注意观察引流液的量、颜色、性质及有无出血现象。护士应了解放置引流管的部位、目的、夹管指征及拔管时间。

肾盂造口管如引流不畅需要冲洗时，冲洗液量≤5 mL/次，低压力，以患者不觉腰部胀痛为宜，要长时间放置（大于10天）。拔管应慎重，拔管前应夹管2～3天，无漏尿、腰痛、发热或经造瘘管造影证明肾盂至膀胱引流通畅时，方可拔除。拔管后，向健侧卧，以防漏尿。

7. 体外冲击波碎石术（ESWL）的护理

原理是利用液电效应，通过高电压、大电容，在水中瞬间放电产生高温，使水气化膨胀产生的冲击波，其能量经反射聚焦于第二焦点（即结石区），可增至300倍以上，局部压力值可达1000个大气压，结石因高能量的冲击而粉碎。震波必须通过水传播，必须有精确定位才能完成治疗。该治疗需麻醉或不需麻醉，有疗效高、无创伤性、可反复使用等特点。

①适应证：除结石以下有梗阻者外均可进行治疗。

②禁忌证：结石以下有梗阻者；有性疾病患者；结石部位有急性炎症者应先控制感染，体温正常3～4天后再进行；心脏病合并心力衰竭及严重心律不齐者；由于肾实质疾患引起的肾功能不全。

③不良反应：血尿在所有患者中均会出现，可自愈；绞痛，一般较轻；感染，由于结石碎片堵塞尿路引起或原有感染未控制；心脏并发症，是严重的并发症，宜及时发现及时处理。

④治疗后的护理：增加尿量，嘱患者多饮水或静脉输液，多活动，帮助碎石排出。体位排石，下盏结石取头低足高位，马蹄肾合并结石则取俯卧位，为避免结石短时间内在输尿管积聚，则可向患侧卧，以减慢排石速度，防止尿路堵塞。既往有明显感染史者，术后应注意观察体温的变化。观察尿液中结石排出的情况，并作分析。患者在排碎石过程中可能出现肾绞痛，应给予解释和心理支持，并给予对症处理。复查KUB，术后3天、7天拍片观察碎石排出的情况。碎石排出体外约需4～6周，少部分患者需3个月才能将碎石完全排出。长期随诊，注意检查肾功能及血压变化的情况。

8. 预防并发症

①预防感染，因感染可增加肾脏负担，导致肾实质损伤。

②防止结石复发。

参考文献

［1］毕艳贞.实用临床护理技术与应用［M］.南昌：江西科学技术出版社，2022.

［2］陈凌，杨满青，林丽霞.心血管疾病临床护理［M］.广州：广东科技出版社，2021.

［3］陈月琴，刘淑霞.临床护理实践技能［M］.郑州：河南科学技术出版社，2019.

［4］高爱华，韩东，孙凤侠，等.新编临床护理研究［M］.郑州：郑州大学出版社，2019.

［5］高敏敏，滕晓辉，高玉娟，等.临床护理技术与专科实践［M］.哈尔滨：黑龙江科学技术出版社，2022.

［6］黄粉莲.新编实用临床护理技术［M］.长春：吉林科学技术出版社，2021.

［7］黄俊蕾，赵娜，李丽沙.新编实用临床与护理［M］.青岛：中国海洋大学出版社，2019.

［8］李久霞，陈玉波.基础护理技术［M］.北京：人民卫生出版社，2020.

［9］李密密，杨晓冉，刘东胜，等.现代常见病临床护理［M］.青岛：中国海洋大学出版社，2022.

［10］李娜.实用临床护理技术与应用［M］.长沙：湖南科学技术出版社，2022.

［11］梁青.实用重症临床护理实践［M］.北京：科学技术文献出版社，2021.

［12］刘彩凤.现代临床护理技术［M］.上海：上海交通大学出版社，2018.

［13］刘敏，袁巍，王慧.临床护理技术与常见疾病护理［M］.长春：吉林科学技术出版社，2021.

［14］罗健，陈雪峰，韩福金.现代临床护理精要［M］.长春：吉林科学技术出版社，2021.

［15］马志华，狄树亭.呼吸疾病护理［M］.武汉：华中科技大学出版社，2019.

［16］潘文彦.实用重症临床护理规范［M］.上海：复旦大学出版社，2021.

［17］宋会霞.临床护理探索与监护［M］.长春：吉林科学技术出版社，2021.

［18］吴小玲.临床护理基础及专科护理［M］.长春：吉林科学技术出版社，2019.

［19］杨湘英.综合临床护理学［M］.长春：吉林大学出版社，2018.

［20］张晓艳.临床护理技术与实践［M］.成都：四川科学技术出版社，2022.